Parole Intrecciate

Libro di enigmistica

M A N L J H U T F N L B T I
O S L I T T A K V W G I Q I
N J E G V V L U C I N E K R
V I S C H I O R U Q U U Q S
Q K B A B B O N A T A L E W
K V P A N E T T O N E I F K
V I U N A S T R I N N E V E
I H R E G A L I V E U Z G J
Y A N G E L O J R A N T S X
S T E L L A Y X B N A S T C
E L F O F F B I S C O T T I
B P I A L B E R O G A H I X
O K D G H I R L A N D A S K
A I P V Q K D K F R E N N A

Benvenuta/o

Scrivi il tuo nome nei quadratini;

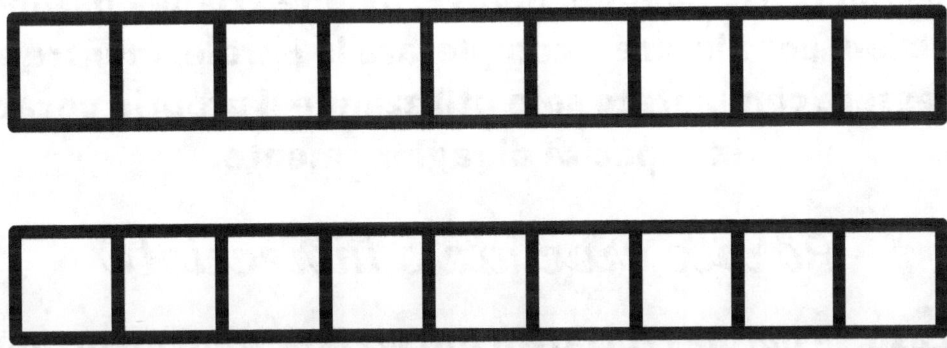

Parole crociate o intrecciate

Birbaccione

Libro di enigmistica

Parole crociate o intrecciate

Le parole crociate o intrecciate sono un gioco linguistico che consiste nel completare una griglia di parole intersecandosi tra loro. Questo gioco è un ottimo modo per imparare nuove parole e migliorare il proprio vocabolario, oltre che per divertirsi e sviluppare la capacità di ragionamento e di problem solving. Le parole crociate o intrecciate possono avere diverse forme e difficoltà, a seconda del livello linguistico e delle preferenze individuali. Ad esempio, alcune griglie possono avere solo parole orizzontali o verticali, mentre altre possono avere parole che seguono traiettorie oblique. Inoltre, alcune griglie possono avere definizioni per aiutare a completare le parole, mentre altre possono essere completate solo utilizzando il proprio vocabolario e la capacità di ragionamento.

Parole crociate o intrecciate

In ogni caso, le parole crociate o intrecciate sono un ottimo modo per passare il tempo in modo produttivo e divertente. Inoltre, possono essere utilizzate come strumento didattico per la preparazione ai test di lingua o per migliorare le capacità linguistiche in generale.
In sintesi, le parole crociate o intrecciate sono un gioco linguistico che offre molti vantaggi, sia a livello personale che didattico. Con la loro capacità di migliorare il vocabolario e di sviluppare le capacità di ragionamento e di problem solving, questi giochi sono un'ottima scelta per chiunque voglia passare il tempo in modo produttivo e divertente.

Birbaccione

Le Origini delle Parole Intrecciate

Le parole intrecciate, o cruciverba, sono uno dei passatempi più amati e stimolanti al mondo. Queste sfide linguistiche coinvolgono la ricerca di parole o frasi nascoste all'interno di una griglia di caselle bianche e nere. Ma quando e dove sono nate queste enigmatiche sfide?

Le parole intrecciate hanno una storia affascinante che risale al tardo XIX secolo. Il primo cruciverba conosciuto è stato creato da Arthur Wynne, un giornalista inglese, e pubblicato il 21 dicembre 1913, nel supplemento domenicale del New York World. Questo cruciverba aveva una forma rudimentale rispetto a quelli che conosciamo oggi, ma ha dato il via a una vera e propria rivoluzione nel mondo dei giochi e dei passatempi.

Da quel momento, le parole intrecciate hanno catturato l'immaginazione di milioni di persone in tutto il mondo. Sono diventate un passatempo popolare nei giornali, nelle riviste e nei libri di puzzle. Le griglie si sono evolute nel tempo, con variazioni che vanno dalle classiche alle tematiche, dalle cifre alle lettere, offrendo sempre nuovi modi per divertirsi con le parole.

Birbaccione

Le Origini delle Parole Intrecciate

I cruciverba non sono solo un modo divertente di sfidare le abilità linguistiche, ma sono anche un mezzo per stimolare la mente e l'ingegno. Possono essere una fonte di apprendimento e di intrattenimento allo stesso tempo.

Questo libro di parole intrecciate è un omaggio alla tradizione di Arthur Wynne e a tutti coloro che hanno contribuito a renderlo un passatempo così affascinante. Preparatevi a immergervi in un mondo di parole, enigmi e sfide, e a scoprire quanto possiate essere abili nel decifrare il linguaggio nascosto nelle griglie di lettere. Buon divertimento!

Birbaccione

Regole e Consigli per il Gioco delle Parole Intrecciate

Benvenuti al mondo delle parole intrecciate, un affascinante gioco di parole che mette alla prova le vostre abilità linguistiche e il vostro ingegno. Prima di immergervi in questa avventura enigmatica, è importante conoscere le regole e alcuni consigli per godere al massimo del divertimento:

Regole di Base:

1. Scopo del Gioco: L'obiettivo principale è riempire la griglia di caselle bianche con parole o frasi corrette, utilizzando le definizioni o gli indizi forniti.

2. Orientamento: Le parole possono essere inserite sia orizzontalmente che verticalmente nella griglia, a meno che le regole specifiche del cruciverba non indichino diversamente.

3. Intersezioni: Le parole si intersecano in modo che alcune lettere siano condivise tra due parole diverse. Assicuratevi che le lettere corrispondano nelle parole incrociate.

4. Definizioni: Le caselle nere o numerate nella griglia corrispondono alle definizioni o agli indizi. Leggete attentamente queste indicazioni e cercate le parole giuste.

Birbaccione

Libro di enigmistica
Consigli per il Successo:

1. **Inizia con Facili:** Se sei un principiante, inizia con cruciverba più semplici per abituarti al gioco. Man mano che acquisisci esperienza, potrai affrontare sfide più complesse.
2. **Sfrutta le Lettere Incrociate:** Se hai problemi a trovare una parola, cerca lettere che incrocino altre parole già completate, poiché queste lettere ti daranno indizi preziosi.
3. **Indovina e Controlla:** Se sei incerto su una parola, inseriscila provvisoriamente e controlla se le lettere circostanti si adattano. In caso contrario, potrai correggere facilmente gli errori.
4. **Guarda il Contesto:** Considera il significato delle parole incrociate quando cerchi di risolvere una definizione. Il contesto può essere un aiuto prezioso per trovare la parola giusta.
5. **Usa una Matita:** Se stai risolvendo un cruciverba su carta, usa una matita in modo da poter facilmente cancellare e correggere le tue risposte.
6. **Divertiti:** Non dimenticare che il gioco delle parole intrecciate è principalmente un passatempo divertente. Prenditi il tempo di godere delle sfide e delle scoperte linguistiche che offre.

Ora che conosci le regole di base e hai alcuni suggerimenti per iniziare, preparati a immergerti in un mondo di parole e mistero. Buon divertimento!

Birbaccione

AL RISTORANTE

```
I  P  Y  S  H  V  A  M  U  Y  C  C  I  L  S
B  T  W  C  Z  Q  W  N  O  O  U  B  X  T  Q
E  A  P  T  U  V  E  G  L  C  G  E  T  L  I
O  T  A  T  G  M  S  T  C  M  R  V  C  R  H
N  T  T  P  H  K  E  H  O  E  C  A  T  A  R
R  U  T  K  C  L  I  A  I  A  F  O  I  Q  G
O  R  E  U  L  A  I  H  M  F  V  L  Y  A  B
T  F  H  O  I  D  C  E  E  A  G  Q  N  A  O
N  U  C  O  E  C  R  C  G  A  K  Q  R  S  D
O  Y  R  S  I  I  U  L  V  T  O  I  W  O  S
C  M  O  B  E  O  I  O  U  A  S  M  L  O  N
M  D  F  R  C  O  T  A  O  T  Y  C  I  K  X
Q  K  E  O  L  D  M  N  A  A  E  O  J  R  T
J  I  P  O  L  O  V  A  T  L  P  Z  H  V  P
J  G  Z  A  N  T  I  P  A  S  T  O  K  J  D
```

ANTIPASTO	CUOCO	TOVAGLIA
BARISTA	DOLCE	TOVAGLIOLO
BICCHIERE	FORCHETTA	
CAFFE	FRUTTA	
CAMERIERE	MENU	
COLTELLO	PRIMO	
CONTORNO	SEDIA	
CUCCHIAIO	TAVOLO	

ALIMENTI

```
Z  H  F  F  I  P  N  A  O  D  B  X  S  V  S
Z  Q  Q  L  B  M  S  A  P  U  P  G  H  R  Q
M  H  B  A  U  F  R  E  R  A  Z  W  I  F  O
Q  N  Y  T  Z  P  O  R  B  P  N  M  E  D  L
K  C  N  T  E  U  O  R  E  I  Z  E  P  S  I
A  I  P  E  I  Q  F  F  M  G  A  V  I  N  O
R  K  N  P  D  O  L  C  E  A  E  N  C  B  L
B  R  J  S  O  P  Y  E  A  K  G  N  Y  V  U
I  T  C  O  A  M  E  C  V  T  L  G  N  A  U
C  V  S  Y  J  L  O  U  A  E  T  N  I  P  A
P  J  E  I  K  H  A  D  P  C  R  U  P  O  Z
A  P  A  S  T  A  Q  T  O  Q  Q  D  R  F  Z
N  W  G  B  G  D  P  C  A  R  O  U  U  F  I
N  K  Y  S  W  P  E  S  C  E  O  S  A  R  P
A  S  F  K  Z  T  E  N  R  A  C  I  H  K  E
```

ACQUA	LATTE	POMODORO
BURRO	OLIO	SPEZIE
CARNE	PANE	VERDURE
DOLCE	PANNA	VINO
FORMAGGIO	PASTA	
FRUTTA	PESCE	
INSALATA	PIZZA	

ANIMALI

```
N  T  T  D  X  J  N  P  L  M  P  C  R  H  W
G  D  P  L  Z  O  R  U  G  N  A  C  C  K  G
N  Z  H  O  O  D  X  M  A  L  L  I  R  O  G
M  S  E  R  P  E  N  T  E  C  X  A  F  U  P
V  L  W  U  O  S  M  U  F  G  A  T  T  O  R
T  F  D  D  T  U  T  A  R  T  A  R  U  G  A
X  F  P  E  C  I  C  T  T  R  L  F  V  R  L
V  O  N  C  G  M  R  A  G  N  O  S  Z  O  E
I  R  A  R  T  H  C  O  N  I  G  L  I  O  R
C  M  E  H  M  C  N  A  R  B  E  Z  H  C  P
A  I  S  Q  U  A  L  O  H  O  O  G  J  B  E
N  C  Q  C  O  C  C  O  D  R  I  L  L  O  L
E  A  B  U  C  C  E  L  L  O  R  G  O  D  G
X  L  Y  F  C  U  S  A  F  F  A  R  I  G  S
Q  E  B  U  S  I  R  K  A  N  A  T  R  A  T
```

ANATRA	GIRAFFA	TARTARUGA
CANE	GORILLA	TIGRE
CANGURO	LEPRE	TOPO
COCCODRILLO	MUCCA	UCCELLO
CONIGLIO	RAGNO	ZEBRA
FORMICA	SERPENTE	
GATTO	SQUALO	

BEVANDE

```
Z  D  L  I  H  F  X  M  T  B  H  N  Z  Y  D
H  N  U  A  V  R  L  C  C  I  D  P  V  N  A
E  J  M  A  A  I  O  I  D  U  F  V  L  A  D
Q  O  D  F  R  G  N  R  M  U  F  G  O  R  V
U  E  R  Q  N  R  O  O  O  O  S  J  U  A  T
C  W  F  A  F  M  I  I  V  B  N  O  O  N  H
A  C  C  F  E  N  P  B  K  F  H  A  C  C  O
P  L  H  L  A  W  H  I  S  K  Y  O  T  I  S
U  I  E  A  F  C  E  U  D  F  C  L  H  A  A
C  Q  I  H  M  F  Y  F  E  K  W  A  W  T  K
C  O  U  X  R  P  V  A  T  J  Z  U  J  A  E
I  T  X  R  N  I  A  A  U  A  E  H  T  F  Z
N  O  R  D  I  S  I  G  E  Q  P  H  B  L  C
O  A  J  Z  S  L  U  Z  N  P  C  T  F  V  V
V  E  Y  Y  W  I  I  E  E  E  R  A  T  Z  O
```

ACQUA	COCKTAIL	THEA
ARANCIATA	COGNAC	VINO
BIRRA	IDROMELE	WHISKY
CAFFE	LIMONATA	
CAPUCCINO	SAKE	
CHAMPAGNE	SIDRO	

Puzzle #5

CASINO TERMINI

```
Y I T A C T I O N E I P L C R
S N C C E S N N A F S N E R E
P Z P I T A P Y A P P O C Q Y
S T D J T J Y Z M S F W O I A
E S H J E A B X S W D L B L L
R I E K L C L E S U O R A C P
A Y I W U K S R U D F O X S R
C Z S D O P F L O P E I I D H
R C P O R O Z V O G C A J V B
O V O G D T D X Y T C A L D A
U S K Z Y D I A H A R E R E P
P P E T B A N K R O L L D D R
I W R A S U R R E N D E R G S
E I Y M G C E N J X I C A Y E
R N A N M X C H E V A L A E S
```

AAMS	EDGE	SURRENDER
ACTION	FLASH	UPCARD
BANKROLL	JACKPOT	WIN
CAROUSEL	LOOSE	
CARRE	PLAYER	
CHEVAL	POKER	
CROUPIER	ROULETTE	
DEALER	SLOT	

Puzzle #6

FILM GENERI

```
J  D  B  E  M  X  E  O  Z  Q  S  Z  A  W  F
E  O  U  S  F  G  L  C  H  O  R  R  O  R  A
T  C  K  A  M  P  A  I  L  A  X  J  W  F  N
K  U  V  T  Q  F  T  G  J  N  P  H  B  E  T
V  M  V  V  O  A  N  O  X  I  O  P  N  Q  A
R  E  I  P  C  N  E  L  Q  M  L  O  Y  E  S
Q  N  T  G  I  T  M  O  J  A  I  G  A  A  C
B  T  R  C  T  A  I  T  S  Z  Z  J  V  Q  I
R  A  J  O  A  S  T  I  A  I  I  V  Q  I  E
D  R  I  M  M  I  N  M  R  O  E  H  R  H  H
Z  I  G  M  M  A  E  N  Q  N  S  S  O  C  Z
U  O  U  E  A  E  S  X  T  E  C  N  Z  D  A
X  W  V  D  R  X  C  U  E  U  O  L  M  C  F
R  X  D  I  D  N  R  E  T  S  E  W  P  P  Y
A  Q  H  A  L  A  V  M  I  O  I  N  M  R  D
```

ANIMAZIONE	FANTASCIENZA	WESTERN
AVVENTURA	FANTASIA	
AZIONE	HORROR	
COMMEDIA	MITOLOGICO	
DOCUMENTARIO	POLIZIESCO	
DRAMMATICO	SENTIMENTALE	

FOTOGRAFIA

```
J  F  O  J  C  R  F  U  O  C  O  J  T  Q  U
W  U  L  A  A  L  L  E  D  O  M  J  Z  T  E
U  Z  V  D  R  B  A  T  T  E  R  I  A  S  S
S  Q  Y  Z  S  V  I  L  U  P  P  O  S  C  V
F  X  Y  I  S  E  F  X  M  G  Q  N  A  Y  L
O  N  J  P  I  X  E  L  K  A  E  T  R  Q  C
C  W  E  S  P  R  E  J  I  C  T  U  L  A  O
A  V  N  G  V  W  M  D  U  O  L  O  V  P  B
T  N  H  L  A  D  O  L  T  L  T  A  V  O  I
O  N  O  H  V  T  A  D  I  O  L  L  O  S  E
O  G  X  S  S  R  I  N  F  L  S  N  T  A  T
Q  B  H  U  A  G  O  V  E  B  I  A  B  T  T
L  K  C  P  F  H  I  T  O  B  M  E  Q  H  I
T  W  W  I  Z  W  T  M  O  P  A  E  S  N  V
V  P  P  P  J  O  Z  U  A  D  E  H  C  S  O
```

BATTERIA	OBIETTIVO	SFOCATO
CAVALLETTO	PARALUCE	STAMPA
CUSTODIA	PIXEL	SVILUPPO
FOTO	POSA	
FUOCO	RULLINO	
MODELLA	SCATTO	
NEGATIVO	SCHEDA	

FRUTTA

```
P  C  X  P  E  S  C  A  C  B  W  P  V  X  Q
L  Q  C  O  C  C  O  L  A  T  C  A  C  H  I
F  G  R  R  A  I  G  N  M  U  F  I  C  H  I
E  W  A  C  R  S  A  D  K  J  P  J  H  U  U
M  R  M  D  O  N  D  U  R  I  A  N  D  P  V
A  G  B  W  A  K  A  R  A  N  C  I  A  L  A
N  R  U  O  R  M  K  C  I  L  I  E  G  I  A
G  F  T  A  I  O  E  C  N  C  X  L  L  P  C
O  R  A  N  G  A  K  L  O  D  I  D  A  A  P
Z  A  N  A  L  X  V  C  O  N  U  L  M  P  E
P  G  O  N  R  K  O  O  W  N  S  J  P  A  R
A  O  G  A  G  M  W  C  C  K  E  C  O  Y  A
W  L  Z  S  E  P  K  L  D  A  S  V  N  A  O
P  A  V  R  X  B  C  S  A  A  D  M  E  L  A
Y  U  O  P  M  I  R  T  I  L  L  O  C  S  W
```

ANANAS	DURIAN	PAPAYA
ARANCIA	FICHI	PERA
AVOCADO	FRAGOLA	PESCA
BANANA	LAMPONE	RAMBUTAN
CACHI	MANGO	UVA
CILIEGIA	MELA	
COCCO	MELONE	
COCOMERO	MIRTILLO	

Puzzle #9

GENERI MUSICALI

```
F  R  I  E  A  G  G  E  R  P  T  J  B  Y  K
V  Y  R  J  J  K  Q  B  M  M  O  E  Y  M  S
B  T  O  V  S  O  U  L  P  A  L  R  P  K  E
W  B  C  O  F  J  A  Z  Z  B  T  B  D  O  W
Y  K  K  L  O  F  A  D  B  N  M  W  D  Q  P
H  Y  R  R  Y  V  Y  T  U  N  C  A  W  C  M
Q  E  E  C  X  B  J  O  H  L  R  R  Z  A  M
B  Q  K  P  V  U  C  U  A  K  P  L  L  U  X
M  E  F  N  K  Y  L  S  L  S  Q  A  J  W  K
P  S  E  U  L  B  S  I  X  W  T  D  H  T  C
U  F  X  Y  K  I  R  N  J  E  H  Q  R  X  Z
S  F  D  F  C  I  H  Q  M  M  X  Y  R  A  P
O  Y  G  A  C  L  X  A  D  A  N  C  E  V  Z
F  J  F  A  U  H  O  I  R  S  E  S  U  O  H
S  N  A  U  G  J  N  X  C  D  P  R  B  B  L
```

BLUES	HARD	RAP
CLASSICA	HOUSE	REGGAE
COUNTRY	JAZZ	ROCK
DANCE	LIRICA	SOUL
DARK	METAL	
FOLK	POP	

GIORNI E MESI

```
L  J  L  G  S  E  C  O  Z  A  R  O  G  B  D
T  G  I  O  V  E  D  I  C  E  M  B  R  E  H
H  M  J  Q  C  S  J  M  A  G  G  I  O  W  V
P  G  U  K  L  U  G  L  I  O  Z  H  E  A  M
M  M  E  J  D  Z  T  T  S  L  U  N  E  D  I
A  E  E  N  L  O  X  U  L  Q  I  D  H  F  Y
R  M  R  V  N  N  M  Y  R  Q  D  F  W  T  O
T  S  B  B  E  A  S  E  T  T  E  M  B  R  E
E  A  O  R  M  N  I  A  N  B  L  C  R  R  R
D  B  T  X  D  E  E  O  B  I  O  L  A  R  A
I  A  T  O  F  N  V  R  Y  P  C  D  P  M  A
H  T  O  Z  N  F  A  O  D  A  R  A  R  A  M
J  O  J  R  A  I  H  E  N  I  E  C  I  J  Z
L  W  N  A  O  Y  Q  T  G  M  M  E  L  W  C
M  T  O  M  Y  J  B  X  Q  Q  Z  L  E  E  S
```

APRILE	LUNEDI	SABATO
DICEMBRE	MAGGIO	SETTEMBRE
DOMENICA	MARTEDI	VENERDI
FEBBRAIO	MARZO	
GENNAIO	MERCOLEDI	
GIOVEDI	NOVEMBRE	
LUGLIO	OTTOBRE	

MARCHE DI AUTO

```
B P N A Z A M V T U C Z R D S
N T F T U Q T C A L L I D A C
H H F O C D A O F U A B N Q L
U S Y E L S I T E W X Q R C S
O H T U R A U L H G Y Z E E T
W P P E N R M Z A O U U D O D
H N Z E L D A B U Y N E R H T
M D Y R E O A R O K C D P M C
A Z E T A J R I I R I E A C L
S V L S X T A V E G G F F O S
E Z T Y L I O M E G L H O M W
R Z N C E H N Y T H Y L I R U
A A E H P T F E O W C B I N D
T X B W O C A Y H T M N X R I
I F I A T G M A E A K B U I D
```

AUDI	FORD	OPEL
BENTLEY	HONDA	PEUGEOT
BMW	HYUNDAI	SUZUKI
CADILLAC	JEEP	TOYOTA
CHEVROLET	LAMBORGHINI	
FERRARI	MASERATI	
FIAT	MERCEDES	

MEDIOEVO

```
Q P E V I Z O A C W Q C C H D
U X E C S E R A O V A O H A D
G K Q K A I S R H T R P M L P
V U B I E T E L A A O A S N U
F Z V T E G C P Z S D O Z X Y
F I E L I O U Z S M L A U T K
T U L N R L A A C L E L P R B
G O A T C T L H A R V J I S O
O R E A O A B V E Y M V V C O
E S Z R S B A I B X L C I D J
T B R M C C L I T F E S U P X
N E M S Q A E U V V U C K N O
A C K G V O B M S R S Y I E I
F J M A X Q F D E H U U K F R
B K C D D R R C P N E F X D A
```

ARIETE	CORAZZA	SCUDO
CASTELLO	CORTE	SPADA
CATAPULCA	DAMA	TORRE
CAVALIERE	FANTE	
CAVALLO	REGINA	
CERUSICO	SALASSO	

MESTIERI

```
G  M  O  G  M  O  X  O  R  X  H  O  O  L  O
L  N  C  W  N  E  I  S  S  S  O  T  F  A  T
O  K  I  F  O  R  N  A  I  O  T  B  W  T  D
Y  M  L  H  C  D  V  D  D  O  E  D  S  S  Y
P  P  U  R  Y  T  J  K  I  O  D  F  E  I  M
O  L  A  J  Q  M  P  Z  U  A  O  R  R  C  M
N  U  R  S  T  G  I  K  D  T  T  C  E  I  E
C  S  D  P  T  L  R  E  I  S  T  A  I  S  C
U  V  I  F  O  I  N  O  U  I  O  N  R  U  C
O  O  Y  P  G  T  C  L  Z  C  R  T  E  M  A
C  F  B  W  I  O  R  C  G  A  E  A  M  Q  N
O  H  A  S  F  S  M  A  E  M  K  N  A  P  I
S  F  T  A  N  G  Y  A  S  R  V  T  C  X  C
R  A  R  T  L  D  P  P  W  A  E  E  F  N  O
Q  O  W  N  Y  G  T  J  A  F  C  R  L  K  Y
```

CAMERIERE	FORNAIO	POLIZIOTTO
CANTANTE	IDRAULICO	SARTO
CUOCO	MECCANICO	
DENTISTA	MUSICISTA	
DOTTORE	ORAFO	
FARMACISTA	PASTICCERE	

MINERALI

```
O P D J G J A K O R I F F A Z
J H B R O N Z O T U Z V I K P
U H I K F Q F C X I D Z G T H
Q Q Z I R C O N E X X U Y G V
H C A L C I O K D T J O K N A
E W Y K C V P O T A S S I O R
H K D S U Z W S D S D D I F G
M M F C L O R O L S K T J W E
R U W I W E O D F Y I K Q B N
U P E T R O L I O L I O H U T
B V Q Q W S L O V Y L F M Q O
I D I A M A N T E O R L O M M
N Y P L M P I O M B O O N J O
O Y Y Q J O O R O U B Z C M T
V F N M A G N E S I O Q Z Z Q
```

ARGENTO	MAGNESIO	SODIO
BRONZO	ORO	ZAFFIRO
CALCIO	PETROLIO	ZIRCONE
CLORO	PIOMBO	ZOLFO
DIAMANTE	POTASSIO	
LITIO	RUBINO	

MITOLOGIA

```
A  A  Y  E  Y  K  N  X  S  B  U  M  E  C  Q
E  A  Q  N  P  B  W  L  P  C  A  R  E  R  H
D  W  O  O  O  P  E  R  S  E  O  W  U  O  Z
I  I  V  S  H  S  M  E  D  U  S  A  E  N  T
M  K  L  A  S  P  A  R  T  A  C  U  S  O  R
E  I  V  I  H  T  B  G  U  M  S  U  W  I
T  E  A  G  H  O  E  Q  E  P  E  H  U  K  T
R  F  Z  C  E  N  I  S  E  P  P  P  V  A  O
A  E  E  D  H  D  N  R  E  B  L  F  S  N  N
X  S  U  G  M  I  S  M  W  O  E  K  D  F  E
X  T  S  B  Y  E  L  O  N  U  T  T  E  N  U
D  O  R  G  F  V  J  L  X  U  K  M  E  K  X
J  R  J  O  S  L  P  Y  E  G  B  A  O  D  J
L  B  N  P  M  T  R  J  L  P  D  S  W  V  W
Q  E  Z  K  Y  U  E  T  I  D  O  R  F  A  G
```

ACHILLE	MEDUSA	ZEUS
AFRODITE	NETTUNO	
ARTEMIDE	PEGASO	
CRONO	PERSEFONE	
EFESTO	PERSEO	
ENEA	SPARTACUS	
ERA	TESEO	
GIASONE	TRITONE	

NOMI DI CITTA

```
Q  M  C  B  A  N  G  K  O  K  H  R  O  M  A
Y  G  I  Y  Q  Q  A  A  H  A  C  S  O  M  D
Y  A  Z  A  A  S  I  N  G  A  P  O  R  E  G
O  L  N  H  M  G  C  P  L  P  N  C  P  G  T
H  S  O  O  Q  I  A  X  H  V  D  H  P  R  Z
T  A  X  A  L  R  F  A  G  I  X  I  J  A  A
W  C  A  H  I  L  I  A  R  O  M  C  C  U  R
M  P  M  G  A  Z  E  D  G  O  R  A  S  J  D
A  Q  I  N  E  B  A  C  N  A  P  G  S  B  N
T  Q  R  N  F  M  A  A  R  U  R  O  I  H  O
A  S  E  W  H  W  C  N  L  A  J  P  U  A  L
L  V  Z  H  Q  O  B  C  A  W  B  T  S  T  J
W  O  P  Z  W  A  O  Z  I  Y  L  F  G  G  F
C  N  D  H  F  R  A  U  O  N  I  L  R  E  B
S  M  T  J  D  I  O  R  T  E  D  L  O  A  R
```

ACAPULCO	LONDRA	ROMA
BANGKOK	MADRID	SINGAPORE
BARCELLONA	MIAMI	VENEZIA
BERLINO	MONACO	
CHICAGO	MOSCA	
DETROID	PARIGI	
HABANA	PRAGA	

NUMERI

```
Y  I  Q  A  N  O  V  E  H  D  Z  C  P  S  S
T  W  S  G  W  U  R  Q  U  A  T  T  R  O  D
L  F  L  E  N  M  M  V  Q  K  O  Z  D  F  C
B  G  V  O  D  S  E  T  T  E  X  I  U  E  S
U  G  E  C  M  I  Q  I  Q  V  C  Q  Y  E  U
V  P  N  O  K  S  C  Y  U  I  H  U  I  L  K
Z  K  T  T  E  O  W  I  A  N  N  U  D  B  E
P  H  I  T  W  T  E  N  A  Z  D  A  P  W  U
D  D  Z  O  V  T  N  M  N  S  O  I  C  H  Q
O  U  K  C  R  O  T  D  Y  F  S  O  C  Z  N
D  E  U  G  V  I  N  N  I  R  R  E  D  I  I
I  V  S  E  W  C  F  T  J  E  E  L  T  K  C
C  J  A  I  C  I  D  E  R  T  C  I  T  T  D
I  L  J  P  V  D  D  G  H  E  C  I  F  I  E
J  X  B  F  S  L  V  G  L  N  V  Y  F  E  R
```

CINQUE	NOVE	TREDICI
DICIANNOVE	OTTO	UNDICI
DICIASSETTE	QUATTRO	UNO
DICIOTTO	SEDICI	VENTI
DIECI	SEI	
DODICI	SETTE	
DUE	TRE	

PAESI

```
W  H  R  R  A  U  W  G  H  J  C  S  O  A  L
Y  K  U  A  M  E  R  I  C  A  L  H  W  A  G
K  B  S  C  B  A  A  Z  L  C  M  C  S  R  G
F  C  S  W  O  R  U  F  X  A  E  P  P  G  L
S  F  I  F  L  R  S  B  X  M  N  T  A  E  T
Y  A  A  R  I  E  T  U  Q  B  O  H  G  N  D
U  I  I  A  V  T  R  R  P  O  P  A  N  T  I
J  N  X  N  I  L  A  E  I  G  P  I  A  I  A
O  A  J  C  A  I  L  P  T  I  A  L  B  N  D
Y  M  E  I  F  H  I  I  A  A  I  A  N  A  A
N  R  D  A  A  G  A  T  L  Y  G  N  T  M  N
E  E  U  N  N  N  Q  P  I  D  M  D  Z  Q  A
J  G  I  C  Q  I  A  B  A  X  D  I  I  T  C
C  C  B  T  C  U  D  B  V  O  X  A  X  J  A
Q  I  M  E  S  S  I  C  O  O  F  Q  L  E  Z
```

AMERICA	FRANCIA	PERU
ARGENTINA	GERMANIA	RUSSIA
AUSTRALIA	GIAPPONE	SPAGNA
BOLIVIA	INGHILTERRA	THAILANDIA
CAMBOGIA	ITALIA	
CANADA	LAOS	
CINA	MESSICO	

Puzzle #19

PAROLE COMUNI

```
O  D  S  O  Z  X  E  Y  P  G  W  Y  C  L  C
Y  O  I  C  C  A  R  B  M  K  M  E  H  O  O
Q  K  O  L  D  C  F  R  O  N  T  E  I  N  N
Z  X  I  Q  T  P  O  R  Y  P  L  H  E  I  T
E  V  D  B  X  C  O  U  R  E  A  S  S  B  O
U  N  U  M  E  R  O  P  G  L  O  C  A  M  R
R  S  T  F  M  C  Z  G  O  C  H  G  E  A  J
R  B  S  O  P  R  E  L  I  L  Z  W  M  B  P
E  S  U  R  R  X  R  E  Y  B  O  I  R  Z  V
S  J  C  M  O  F  T  W  U  R  N  K  Y  E  L
T  V  A  A  B  A  Y  G  G  I  V  M  T  X  M
O  B  Y  S  L  P  E  N  S  I  E  R  O  O  B
L  I  I  F  E  H  F  T  W  B  Z  W  R  R  S
I  I  U  L  M  G  R  Y  H  U  U  T  E  I  X
B  V  C  O  A  O  C  X  R  H  E  Y  Y  V  I
```

BAMBINO	MINISTRO	RESTO
BRACCIO	MORTE	SOCIETA
CHIESA	NUMERO	STUDIO
CONTO	PACE	
FORMA	PENSIERO	
FRONTE	POPOLO	
LEGGE	PROBLEMA	

PAROLE COMUNI

```
V  B  K  M  O  B  A  P  A  R  T  Z  L  C  H
M  W  X  O  C  C  A  T  K  N  C  T  H  R  C
Q  J  K  U  V  S  P  S  V  I  T  A  R  E  A
A  G  L  U  P  A  N  A  R  E  N  S  E  P  L
R  D  O  Y  P  P  F  R  Y  Z  R  L  S  C  C
U  R  U  E  I  M  B  U  C  A  R  E  B  A  I
T  J  E  H  R  R  Q  B  E  V  W  Z  X  P  A
N  O  V  L  B  N  R  Y  E  L  N  G  R  E  R
U  K  Y  M  A  G  I  U  L  L  A  R  E  L  E
P  E  G  N  P  C  C  A  T  A  L  R  D  L  D
F  R  W  B  F  G  A  P  A  P  T  E  U  I  G
U  D  R  E  P  E  X  I  U  R  P  T  Z  V  F
P  A  F  F  U  R  A  B  N  L  U  P  O  Z  T
G  A  N  O  T  A  T  A  P  A  C  A  P  L  A
S  W  W  G  O  M  Z  M  U  S  M  E  Q  I  M
```

BARUFFA	LOTTA	TRAPABO
BELLEZZA	LUPANARE	VURALE
CALCIARE	MANIACALE	
CAPELLI	PATATONA	
ERNIA	PULCE	
GIULLARE	PUNTURA	
IMBUCARE	SVITARE	
JOKER	TACCO	

PAROLE COMUNI

```
N  P  Y  Q  N  S  B  Q  K  Z  Q  Z  M  O  C
X  D  R  I  S  A  E  N  K  H  M  B  G  A  W
U  V  S  O  Z  I  G  N  O  X  A  B  M  P  X
O  K  I  H  V  O  G  L  S  T  Q  P  S  I  J
M  E  F  I  Y  A  I  N  S  O  A  I  G  X  P
F  G  S  E  Q  D  F  E  O  G  O  E  R  U  P
A  A  O  O  S  A  T  R  N  R  P  D  C  E  R
M  R  O  V  L  T  D  A  Z  D  A  E  R  A  I
I  E  C  T  E  E  A  I  V  P  C  S  G  L  T
G  P  H  F  T  R  B  E  C  W  O  I  G  M  P
L  O  T  R  F  O  N  G  Q  N  O  D  O  E  Z
I  L  U  C  E  R  D  O  A  N  M  A  C  S  Y
A  U  A  D  N  X  I  O  E  E  A  J  O  E  U
J  B  B  N  V  I  Q  N  R  Z  R  E  I  F  T
Z  D  Y  D  X  O  K  S  F  P  E  V  G  H  X
```

CAMPAGNA	MARE	RAGIONE
CAPO	MESE	SENSO
FAMIGLIA	OPERA	SIGNORA
FESTA	PERSONA	SOLE
GIOCO	PIEDE	TESTA
GOVERNO	PRODOTTO	VIA
LUCE	PROVA	

PAROLE COMUNI

```
J  T  E  R  E  D  E  S  I  G  U  N  G  Y  R
A  K  S  B  E  D  L  T  W  Y  A  W  D  I  M
E  K  I  A  R  A  H  U  O  E  Y  L  C  W  G
R  L  S  V  A  D  J  K  U  H  E  O  U  O  U
I  K  T  M  R  E  E  R  E  D  N  E  T  N  I
R  N  E  A  O  P  R  H  L  O  P  K  Y  A  X
A  U  R  N  V  H  G  A  S  A  P  M  L  H  S
P  W  E  C  A  F  N  C  U  A  A  Z  T  U  G
P  K  T  A  L  S  E  F  R  N  A  T  D  A  W
A  M  O  R  G  R  E  T  G  R  I  W  U  G  Y
Q  Y  E  E  E  R  I  I  E  V  H  T  H  W  K
J  P  Q  M  M  R  A  D  H  C  R  X  N  D  L
O  B  H  A  E  R  S  E  R  V  I  R  E  O  J
S  C  R  S  E  E  R  E  G  N  U  I  G  F  C
U  E  D  I  I  M  W  I  G  E  R  A  M  A  B
```

ALZARE	INTENDERE	SERVIRE
AMARE	LAVORARE	
APPARIRE	MANCARE	
CONTINUARE	MANGIARE	
ESISTERE	PARTIRE	
FERMARE	RICONOSCERE	
GIUNGERE	SEDERE	

Puzzle #23

PAROLE COMUNI

```
V  O  C  I  R  B  M  O  L  C  I  C  C  I  A
F  S  H  T  K  Q  Q  R  U  L  H  N  L  J  N
A  D  D  S  U  S  S  I  D  I  O  L  Z  O  P
R  A  R  T  N  E  R  J  C  N  U  O  C  O  B
V  L  W  E  K  U  O  I  O  S  T  C  J  B  A
Y  L  H  Z  L  G  N  S  O  U  H  O  G  A  Y
I  O  M  H  P  O  T  T  D  I  T  T  N  F  M
R  Y  I  K  W  A  V  R  O  G  E  T  I  B  X
A  X  P  G  N  L  E  E  H  R  O  I  N  C  S
G  A  D  T  G  P  I  S  P  N  E  R  T  B  E
A  I  E  U  W  E  L  N  I  A  Y  I  R  C  L
M  B  O  W  A  M  L  A  D  C  S  D  O  T  L
L  B  A  Y  I  G  N  A  F  O  U  N  Z  I  A
W  E  Y  N  A  O  M  I  S  T  E  R  O  Q  O
O  N  O  R  O  S  I  C  E  D  N  I  O  C  R
```

AANTONIANO	INTRO	OCCHIO
CICCIA	LEGGI	PERDUTO
CONSAPEVOLE	LINDO	SELLA
DALLO	LOMBRICO	SICURO
DIRITTO	MAGARI	SUSSIDIO
ENTRA	MISTERO	UNTORE
ILLUSO	NEBBIA	
INDECISO	NONOSTANTE	

PAROLE COMUNI

```
Y  P  K  S  F  B  E  N  E  F  I  C  I  O  G
N  O  C  F  I  M  M  F  T  R  G  I  A  D  A
B  R  U  E  O  E  O  V  B  F  G  M  A  D  Q
Q  Q  C  F  E  B  I  M  R  A  B  W  I  B  T
V  T  C  X  O  D  R  A  N  T  O  O  R  A  A
J  X  I  I  E  R  P  U  Z  X  D  L  A  P  P
L  Z  A  I  C  P  S  V  T  O  L  D  M  V  N
U  O  H  I  E  I  I  E  P  I  O  E  I  P  M
I  C  R  U  F  N  D  P  N  V  R  A  R  W  I
G  R  N  A  C  J  I  N  E  N  T  T  P  N  A
I  U  E  U  C  O  Q  R  I  T  A  G  S  N  L
J  G  B  J  H  O  E  G  A  U  Y  T  O  O  W
R  E  H  F  R  E  L  R  R  X  Q  T  O  U  N
Z  F  C  D  B  T  T  O  Z  T  N  H  P  P  X
P  N  O  S  T  R  A  T  C  U  S  E  N  Z  A
```

BENEFICIO	GIADA	SENZA
CHIEDI	LUIGI	TRATTA
CUCCIA	NOSTRA	TURBO
DOPPIO	NOSTRI	UNTO
DOVERE	ORACOLO	VINCU
FORSENNATO	PRIMARIA	
FRAPPE	QUINDICI	

PAROLE COMUNI

```
B  J  I  H  J  E  Q  J  O  U  X  Z  Q  O  L
X  S  C  E  G  L  I  Q  L  Z  R  M  F  N  O
N  E  R  T  S  E  M  W  L  O  I  M  I  U  R
J  E  R  T  R  L  O  U  O  L  S  H  N  S  D
V  I  A  T  P  A  T  T  R  O  I  J  O  S  O
A  S  N  T  U  D  S  K  T  C  N  Y  C  ‰  A
N  F  M  V  S  R  O  I  N  C  I  C  C  Ã  S
R  R  S  E  E  O  P  T  O  E  S  F  H  N  I
L  R  P  R  X  N  O  O  C  W  T  E  I  A  U
N  H  E  A  P  I  T  A  A  E  R  S  O  F  H
D  U  R  S  U  K  T  A  H  S  O  S  W  E  O
X  L  O  R  R  L  O  C  R  A  I  U  A  S  H
C  O  N  E  E  U  S  X  D  E  H  R  B  S  O
E  X  I  V  A  R  O  V  M  H  R  A  C  O  H
Q  B  B  O  I  G  G  O  F  S  E  K  H  J  O
```

AHAHAH	LORDO	SINISTRO
CONTROLLO	MESTRE	SOTTOPOSTO
ECCOLO	NÃ‰SSUNO	SPERONI
FESSO	OASI	VERSARE
FESSURA	OHOHOH	
FINOCCHIO	PUREA	
INVENTARE	SCEGLI	
LADRONI	SFOGGIO	

SINONIMO DI FOLLA

```
J S R P O H T F Z V V X C K U
P S G W L H I A S S A M W F Q
X Y U V R U C A T E R V A L U
X I O O M E X A T T O R F U A
Y D N A H M G D P R J E W S N
F G N G A R X E J K B Y R S T
T A M R U S T U O L O K O O I
W X E P J C O N G E R I E H T
N A P C N N I L H W V I N J A
L O E M A I C S C H I E R A B
Y M O L T I T U D I N E C E K
R N P O E A Z N E U L F F A C
D W X A F F O L L A M E N T O
C R R E S S A C A L C A I J E
X K U W O L O G U N Z W T K Y
```

AFFLUENZA	FROTTA	RESSA
AFFOLLAMENTO	GRUPPO	SCHIERA
CALCA	MAREA	SCIAME
CATERVA	MASSA	STUOLO
CONGERIE	MOLTITUDINE	THRONG
FIUMANA	NUGOLO	
FLUSSO	QUANTITA	

Puzzle #27

SINONIMO DI FONDO

```
N A F Y Y Y D Z J V F O L T O B
B K T F E S T R E M I T A G O
U L X K F I N E I C C N O A X
P A P R O F O N D O P S T T W
V L Q B Q B C F Q N R P T W Q
A V B W P A S O H C O E E E C
F E N W V S G T N L F S L L L
S O M A C A K T V U O S K A L
X F T Q A M E I F S N O B N I
J O N Y B E R F J I D N S I B
E S M U Q N D O L O I D Z F A
I N X P I T N V H N T F D N S
Q E T O H O K A I E A C J B E
X D A R F V I N C A S S A T O
Q P I N T R I C A T O O D U Y
```

ALVEO	FINE	PROFONDITA
BASAMENTO	FITTO	PROFONDO
BASE	FOLTO	SPESSO
CONCLUSIONE	INCASSATO	
DENSO	INCAVATO	
ESTREMITA	INTRICATO	
FINALE	LETTO	

SINONIMO DI FORESTA

```
G  G  I  U  N  G  L  A  E  Y  H  J  N  A  N
X  S  I  O  G  S  A  R  R  F  O  R  S  T  K
X  G  K  E  O  S  S  A  M  M  A  R  Q  F  V
O  H  Z  F  P  X  U  D  I  R  E  D  L  A  W
N  T  G  O  O  T  Z  S  N  K  C  T  K  H  M
L  F  R  F  O  R  E  S  T  A  Z  I  O  N  E
A  O  O  W  G  B  E  I  O  X  B  L  G  Z  E
L  R  V  C  R  N  Q  S  S  S  A  K  C  L  A
G  E  I  H  I  R  A  F  T  B  M  M  A  V  H
R  S  G  W  A  T  M  V  I  O  A  T  F  Q  T
I  T  L  R  O  I  S  R  S  C  S  J  T  K  Š
B  I  I  X  X  O  I  A  C  E  S  R  W  D  Ã
H  E  O  R  C  N  D  H  R  T  A  Z  N  O  R
S  R  U  S  T  P  I  O  X  O  O  Z  F  L  O
H  O  E  O  B  A  F  B  N  E  F  C  V  X  F
```

AMMASSO	FORÃŠT	WOOD
FORASTICO	GIUNGLA	
FORESTALE	GROVIGLIO	
FORESTAZIONE	LABIRINTO	
FORESTIERO	MACCHIA	
FORESTO	MASSA	
FORST	WALD	

SINONIMO DI FORMA

```
H  C  V  L  N  C  E  Q  K  J  A  R  E  X  G
N  O  A  A  U  O  N  G  Z  V  T  L  G  M  N
T  M  E  Q  M  N  O  C  S  T  T  A  O  J  F
A  P  D  J  B  F  I  O  V  X  E  I  B  P  I
R  O  U  B  W  I  Z  S  C  P  G  G  R  F  S
U  R  C  L  E  G  A  T  O  R  G  O  A  O  I
T  T  A  I  E  U  M  I  N  O  I  L  G  R  O
A  A  Z  N  Q  R  R  T  T  F  A  O  P  M  N
R  M  I  E  N  A  O  U  E  I  M  P  O  A  O
O  E  O  A  S  Z  F  Z  G  L  E  I  G  T  M
P  N  N  M  A  I  N  I  N  O  N  T  U  O  I
R  T  E  E  G  O  O  O  O  F  T  Y  Y  M  A
O  O  K  N  O  N  C  N  Y  H  O  W  K  G  H
C  D  V  T  M  E  Z  E  Z  X  B  L  L  J  Y
W  Z  R  I  A  Z  L  E  Z  Z  E  T  T  A  F
```

ATTEGGIAMENTO	EDUCAZIONE	SAGOMA
COMPORTAMENTO	FATTEZZE	TIPOLOGIA
CONFIGURAZIONE	FISIONOMIA	
CONFORMAZIONE	FORMATO	
CONTEGNO	GARBO	
CORPORATURA	LINEAMENTI	
COSTITUZIONE	PROFILO	

SINONIMO DI FORMULA

```
K  M  C  Z  J  A  T  O  S  K  E  Q  Z  P  E
E  C  T  O  I  A  O  Z  V  C  V  O  F  O  N
S  N  N  N  M  D  T  D  I  O  Z  R  Q  F  O
A  U  F  R  R  P  T  D  L  U  O  V  S  P  I
R  D  O  Y  X  F  O  R  M  U  L  A  C  R  Z
F  N  I  V  Z  C  M  S  Z  Q  Y  X  H  A  U
B  I  N  D  I  C  A  Z  I  O  N  E  E  S  R
B  L  Q  A  L  O  G  E  R  Z  T  I  M  S  T
R  K  W  T  A  Z  I  Q  T  I  I  T  A  I  S
I  P  E  Q  M  I  N  D  V  Q  W  O  E  J  I
U  M  A  S  S  I  M  A  O  W  O  D  N  D  C
T  I  T  S  R  I  C  E  T  T  A  Z  H  E  P
C  A  I  R  O  G  E  T  A  C  C  Q  H  S  J
X  W  O  Z  G  T  W  E  C  O  Z  J  M  U  P
N  S  I  G  L  A  F  O  R  M  U  L  I  N  A
```

CATEGORIA	INDICAZIONE	RICETTA
CODICE	ISTRUZIONE	SCHEMA
COMPOSIZIONE	MASSIMA	SIGLA
DETTO	MOTTO	
FORMULA	NORMA	
FORMULINA	PRASSI	
FRASE	REGOLA	

Puzzle #31

SINONIMO DI FRANCO

```
Y O M W O B U I R C J U A P M
T W K F T Y A U D A C E G K G
O D N Z L S P O N T A N E O R
T G W N O D L U A P E R T O I
I N U N V O I A Q H X U A N S
D G M E N T R S H F C E O S O
R E Y S I S E E P J S S P C L
A J G O S F P D B E O V N H U
X S E N I A B I C I N P F I T
O W N E D W P N G T L S B E O
T V U R A C A G B L O K A T K
S P I A J R A C K G I T X T X
E X N T F R Q U B I W A G O O
N W O O O E D E Z E K A T U H
O W K C D D J O I D D A E O M
```

APERTO	FRANCESE	SPONTANEO
ARDITO	GENUINO	
AUDACE	LIBERO	
CORAGGIOSO	ONESTO	
DISINVOLTO	RISOLUTO	
DISPENSATO	SCHIETTO	
ESONERATO	SPIGLIATO	

SINONIMO DI FREDDO

```
W  O  I  H  P  A  S  S  I  O  N  A  L  E  B
A  E  L  N  B  O  T  Q  L  F  T  V  E  S  A
D  T  L  E  T  O  T  U  Q  S  J  L  S  P  V
I  I  B  I  G  E  C  A  A  V  A  F  P  X  J
N  H  M  V  B  I  R  I  C  M  N  A  X  C  M
E  I  S  P  D  A  S  E  R  O  S  Q  A  F  A
S  J  M  O  E  U  B  O  S  S  U  L  O  R  R
P  V  D  P  T  R  F  R  I  S  O  F  U  D  E
R  O  J  N  E  N  S  O  U  R  A  C  N  R  K
E  J  E  E  D  T  N  O  O  T  S  T  O  I  V
S  E  S  X  R  A  U  S  N  E  R  L  O  C  G
S  S  B  A  T  O  O  O  R  A  O  E  W  U  K
I  B  D  O  Y  G  G  F  S  C  L  I  P  S  W
V  I  U  W  H  U  C  I  N  O  H  E  U  M  U
O  U  T  A  N  P  Y  I  R  G  L  Q  G  K  I
```

APPASSIONATO	IMPETUOSO
CALOROSO	INCOLORE
ENTUSIASTA	INESPRESSIVO
FORMALE	INFUOCATO
FRESCURA	INTERESSATO
GELO	LUCIDO
IMPERSONALE	PASSIONALE
IMPERTURBABILE	RIGORE

Puzzle #33

SINONIMO DI FREDDO

```
U  R  S  W  H  H  V  O  Z  G  I  V  W  T  H
C  E  R  A  L  O  P  T  F  S  N  I  E  Z  G
W  E  H  R  Y  S  T  A  I  A  D  N  L  P  E
I  H  A  R  N  I  L  S  M  P  I  E  A  X  L
N  T  P  E  K  D  Y  S  P  A  F  R  I  B  I
V  H  K  M  X  M  E  E  A  T  F  T  C  O  D
E  S  R  I  H  V  L  R  S  I  E  E  A  S  O
R  X  I  N  R  B  A  E  S  C  R  I  L  K  S
N  X  G  A  Z  K  N  T  I  O  E  J  G  P  P
A  K  I  S  A  N  O  N  B  C  N  V  I  W  D
L  P  D  E  W  S  I  I  I  U  T  D  F  E  Q
E  T  O  Y  Q  D  Z  S  L  V  E  B  G  G  P
S  W  Q  O  G  G  A  I  E  A  N  A  Y  F  F
I  I  C  O  U  K  R  D  M  G  E  L  A  T  O
E  W  O  N  R  D  I  S  T  A  C  C  A  T  O
```

APATICO	IMPASSIBILE
DISINTERESSATO	INDIFFERENTE
DISTACCATO	INERTE
ESANIME	INVERNALE
GELATO	POLARE
GELIDO	RAZIONALE
GLACIALE	RIGIDO

SINONIMO DI FRUTTO

```
V  K  J  O  T  T  I  F  O  R  P  X  M  B  S
M  K  V  X  B  R  Q  Q  O  V  I  T  O  M  B
O  C  G  R  A  S  U  A  C  Y  F  M  R  O  C
T  O  O  O  M  I  N  T  E  R  E  S  S  E  B
T  W  T  N  A  W  G  V  B  N  X  Z  L  O  O
E  R  I  L  S  S  K  P  X  G  D  O  J  T  T
F  G  E  F  O  E  R  E  D  D  I  T  O  T  A
F  Q  Q  N  I  C  G  O  P  V  Q  Z  H  O  T
E  E  F  I  D  G  C  U  V  A  K  Y  B  D  L
K  Q  H  G  P  I  L  A  E  I  S  D  A  O  U
F  F  I  Z  V  J  T  I  R  N  T  S  I  R  S
U  T  Y  P  J  G  T  A  O  R  Z  T  I  P  I
A  K  O  T  N  E  V  O  R  P  R  A  A  V  R
J  G  H  I  T  N  Y  E  S  I  T  O  G  N  O
H  Q  Q  V  Q  R  I  C  A  V  A  T  O  A  T
```

ATTIVO	MOTIVO	RENDITA
CAUSA	PASSIVO	RICAVATO
CONSEGUENZA	PRODOTTO	RISULTATO
EFFETTO	PROFITTO	
ESITO	PROVENTO	
FIGLIO	RACCOLTO	
INTERESSE	REDDITO	

SINONIMO DI FULMINE

```
B Z U I P A R A F U L M I N E
P R M T I E Y F O L G O R E A
D G E S W O S W E R O R U F E
B F M L Z N A P V W N E T S E
Z K U Z Ã J M J J A K H J N E
I I A L R • U M I P U W O U B
K R P K M W M C E N Y I H Y I
Z B E B L I C P D S Z Y V R W
L N Z R U E N E A A K W A C W
L A K T R X R E N G O I O Y D
A J T F I B A I I A O L L N X
M I L T O L M H M T L G N B J
P D T L E L B Q L E A Y P G C
O O T Y U A G H R Z B A G V D
P N W F S A S A I W D D S W P
```

BLIKSEM   FURORE   THUNDERBOLT
BLITZ   IRA
COLLERA   LAMPO
FOLGORE   PARAFULMINE
FRECCIA   RAZZO
FULMINAZIONE   RELÃ•MPAGO
FULMINEITA   SAETTA

SINONIMO DI GENTE

```
M  J  E  G  D  B  P  S  T  A  T  O  O  P  E
J  O  M  F  H  I  Y  G  U  M  B  H  A  U  N
T  O  V  F  T  A  K  E  P  O  F  X  I  B  O
X  L  U  A  Z  L  S  Z  O  L  A  U  N  B  I
X  O  E  F  E  L  P  K  P  T  M  J  T  L  Z
N  C  O  F  N  O  A  F  O  I  I  W  E  I  A
A  I  V  L  O  F  R  L  L  T  G  X  F  C  L
Z  T  O  U  S  A  E  G  O  U  L  T  G  O  O
I  T  B  E  R  D  N  T  Y  D  I  E  Q  P  P
O  A  G  N  E  U  T  P  L  I  A  P  R  C  O
N  D  R  Z  P  N  I  N  R  N  Q  R  U  O  P
E  I  U  A  W  A  B  A  W  E  N  I  X  U  G
K  N  P  T  I  N  Z  Q  V  I  C  T  O  G  F
Q  I  P  K  D  Z  N  M  V  X  A  S  O  J  R
G  G  O  W  A  A  F  Z  Y  G  S  D  X  R  A
```

ADUNANZA	MOLTITUDINE	RAZZA
AFFLUENZA	NAZIONE	STATO
CITTADINI	PARENTI	STIRPE
ETNIA	PERSONE	
FAMIGLIA	POPOLAZIONE	
FOLLA	POPOLO	
GRUPPO	PUBBLICO	

SINONIMO DI GIRO

```
J  V  I  D  K  A  E  W  F  T  V  G  X  C  H
P  I  B  H  T  Z  N  O  S  R  O  C  R  E  P
T  A  A  R  S  N  O  O  I  F  L  F  G  A  B
P  G  T  O  I  E  I  I  A  C  Z  A  K  T  P
O  G  T  T  V  R  Z  R  J  A  E  T  A  L  Z
I  I  E  A  M  E  U  A  W  M  N  A  T  O  B
G  O  O  Z  N  F  L  R  E  M  O  I  A  V  D
G  E  R  I  Z  N  O  E  A  I  I  G  N  A  O
E  I  I  O  P  O  V  N  T  N  S  G  G  R  C
T  O  P  N  L  C  N  I  U  A  R  E  A  I  R
L  Y  R  E  Y  R  O  T  L  T  U  S  P  G  M
O  A  T  I  G  I  C  I  O  A  C  S  M  X  F
V  A  G  Y  R  C  R  S  V  U  S  A  A  U  C
P  R  R  U  O  T  I  J  K  M  E  P  C  F  T
G  U  J  S  K  Z  C  T  G  M  X  L  S  B  I
```

CAMMINATA	PASSEGGIATA	VOLTEGGIO
CIRCONFERENZA	PERCORSO	VOLUTA
CIRCONVOLUZIONE	PIROETTA	
ESCURSIONE	ROTAZIONE	
GIRAVOLTA	SCAMPAGNATA	
GITA	TOUR	
ITINERARIO	VIAGGIO	

SINONIMO DI GIRO

```
H V Q W E R O T T E S I T E R
O U T R A F I L A Z O C R A G
N E C M A F C E R C H I A W Y
R J E P A R T I T A S G V A G
U I N T E R V A L L O W M R X
T K O E O P M A C Z X B U C L
G M Q T E M O C L N I P O M O
R R D P I X S G M T P N Z A M
U A Y E C U Y P O O O D M A R
R J D R H E C W A S L B N M O
D W I I S W Z R C Z I O G J Z
J G W O R H Z E I E I Q M F O
L C H D Q A N Y N C J O G Q V
S Y O O V Z M T B R A N C A O
Q S K H E Z E O N C M W J T Z
```

AMBIENTE	GRUPPO	SPAZIO
AMBITO	INTERVALLO	TRAFILA
ARCO	ITER	TURNO
BRANCA	MANO	
CAMPO	PARTITA	
CERCHIA	PERIODO	
CIRCUITO	RAMO	
CONOSCENZE	SETTORE	

SINONIMO DI GIRO

```
U  R  I  V  O  L  G  I  M  E  N  T  O  Z  N
A  T  O  U  R  N  E  E  E  T  Z  M  Z  G  V
U  S  E  A  A  B  L  V  Y  L  U  M  E  I  O
O  O  X  L  Q  J  D  O  Y  R  O  W  C  R  R
W  Z  H  V  X  F  T  L  W  V  Z  I  E  O  I
T  C  U  R  P  Z  G  U  I  A  R  O  N  C  G
W  E  D  C  M  J  N  M  J  C  T  A  O  O  O
S  D  Y  O  V  C  E  E  O  T  O  H  I  L  T
K  J  Q  R  I  N  N  L  E  L  M  U  S  L  U
W  H  P  S  T  H  A  R  O  A  B  A  R  O  A
Q  A  H  O  R  Z  I  C  N  H  R  K  E  W  R
T  R  N  Y  I  G  R  D  Q  E  D  O  V  L  I
E  B  N  O  P  I  A  Z  E  O  W  Y  N  W  D
X  A  N  K  C  T  B  G  U  C  C  E  O  J  U
O  E  W  D  A  H  K  D  W  I  F  Z  C  D  L
```

AUTOGIRO	GIROCOLLO
CIRCOLAZIONE	MANDATA
CIRCOLO	MOVIMENTO
CONVERSIONE	RIVOLGIMENTO
CORSO	TOURNEE
GIRETTO	VOLUME

SINONIMO DI GIUSTO

```
A P N T O E O N O Q T U O A Q
V R V O P K I U V Y S T F J O
S O M T P O R E Q M S I L S V
O B S T O T A F V E R O O E R
G O P E R A N D N L K I P S X
G S P R T U I O A E L A E I J
E X R U U G D P Y G P I R N E
T B E I N E R I I I I O F C Q
T U C E O D O V I T R Q E E U
I P I Y X A A D M T C L T R A
V A S M F R R M R I B C T O N
O N O A E A T O X M S L O V I
H Y L M R K S U C O Y K N B M
Q S G E T N E I N E V N O C E
Y E D K D I M P A R Z I A L E
```

ADEGUATO	OGGETTIVO	SINCERO
CONVENIENTE	ONESTO	STRAORDINARIO
EQUANIME	OPPORTUNO	VERO
EQUO	PERFETTO	
IMPARZIALE	PRECISO	
LEGITTIMO	PROBO	
MERAVIGLIOSO	RETTO	

Puzzle #41

SINONIMO DI IBRIDO

```
P E D Q A M B I G U O C N S C
N U T N M Q I K Y M E C U O J
L S N O V E G N U L I P M S S
V L M S G K S L C H U M V O D
A E C E H I A C I R I Y I T I
R T E U Z T Z B O S O N P A S
I E P S T Z A O T L N C F I A
E R O O E R O I R E A E I C R
T O S I T D O S S E W T R O M
A G D N R N I T A Q T E O R O
M E B N E U A E M N I E B C N
I N Y E C T P F O Q G T T N I
S E H S O D Q S Q Y N U H I C
T O B T O C L H M J Q V E V O
O B Y O W P W O E N E G O M O
```

AMBIGUO	INNESTO	VARIETA
COMMISTIONE	MESCOLATO	
DISARMONICO	MEZZOSANGUE	
ETEROGENEO	MISTO	
ETEROZIGOTE	MULATTO	
INCROCIATO	OMOGENEO	
INCROCIO	PURO	
INNESTATO	SPURIO	

SINONIMO DI INSIEME

```
O  F  A  S  C  I  O  G  G  H  D  E  E  S  C
H  A  U  B  W  I  B  Z  L  B  R  C  T  O  F
G  A  M  N  L  G  R  W  W  L  O  N  N  R  X
O  I  G  M  I  Y  Y  D  D  L  O  G  E  R  W
X  B  R  G  O  T  E  Q  L  C  I  C  M  E  G
V  Y  R  C  L  S  A  E  O  U  M  C  A  N  V
Y  M  D  O  I  O  Z  M  N  E  O  D  E  I  L
C  P  C  V  C  I  M  T  E  M  O  M  N  D  S
X  W  V  G  O  O  A  E  P  N  U  V  A  U  N
D  N  A  N  R  M  M  L  R  C  T  W  T  T  W
W  I  E  Y  E  U  E  P  C  A  B  E  L  I  U
W  E  L  N  V  S  P  H  L  A  T  P  U  T  W
D  S  T  J  S  V  I  P  X  E  N  O  M  L  I
W  E  N  O  L  O  L  N  O  L  T  Z  I  O  O
R  Z  G  L  O  B  A  L  I  T  A  O  S  M  W
```

AGGLOMERATO	GLOBALITA
COLLEZIONE	GRUPPO
COMPLESSO	MOLTITUDINE
COMPLETO	MUCCHIO
CON	SIMULTANEAMENTE
CONGIUNTAMENTE	SOMMA
FASCIO	UNITAMENTE

SINONIMO DI INSIEME

```
J  H  A  C  E  V  E  S  T  S  E  N  Z  A  L
K  B  L  Z  T  Y  T  E  C  T  L  P  R  H  K
E  E  T  G  N  K  N  P  L  F  C  A  I  U  H
I  M  E  G  E  M  E  A  A  F  O  R  J  T  P
R  E  N  O  M  E  M  R  S  M  M  T  K  E  P
E  I  O  L  A  I  E  A  S  F  P  E  H  M  R
S  S  I  U  T  R  D  T  E  R  A  X  U  P  A
X  N  Z  M  N  E  R  A  Y  E  G  E  A  O  M
V  I  R  U  I  G  O  M  C  H  N  N  U  V  M
F  O  O  C  T  N  C  E  B  T  I  O  N  M  A
I  T  P  U  S  O  N  N  I  E  A  I  Y  V  S
A  T  H  C  I  C  O  T  R  G  M  Z  L  A  S
N  O  F  J  D  H  C  E  V  O  J  A  O  J  O
C  S  J  N  N  T  J  C  U  T  D  R  Z  D  O
O  V  Y  M  W  O  O  I  M  M  C  F  V  G  N
```

AMMASSO	FRAZIONE	TOGETHER
CLASSE	PARTE	
COMPAGNIA	PORZIONE	
CONCORDEMENTE	SENZA	
CONGERIE	SEPARATAMENTE	
CUMULO	SERIE	
DISTINTAMENTE	SOTTOINSIEME	
FIANCO	TEMPO	

SINONIMO DI LAUTO

```
D  N  I  A  S  G  E  T  T  W  E  G  E  W  T
O  F  Y  N  B  S  C  O  S  P  I  C  U  O  D
X  R  M  R  S  B  O  O  N  L  Y  D  L  M  A
T  H  S  U  T  U  O  N  S  E  U  L  O  G  G
L  S  G  U  C  W  F  N  T  O  R  E  S  I  M
U  M  O  L  C  O  O  F  D  U  Z  X  Y  I  Y
S  G  S  S  U  C  P  D  I  A  O  R  P  Z  S
S  M  E  R  T  C  U  I  I  C  N  S  A  W  N
U  E  J  N  I  A  U  L  O  D  I  T  O  F  A
O  S  T  E  E  C  N  L  E  S  N  E  E  H  S
S  C  D  V  J  R  C  Z  L  N  O  E  N  C  W
O  H  G  B  O  Q  O  O  I  I  T  V  L  T  W
C  I  T  F  O  D  E  S  X  O  A  O  M  P  E
C  N  W  P  I  W  X  P  O  C  S  N  D  L  S
C  O  J  N  X  V  A  B  C  K  M  O  O  O  S
```

ABBONDANTE	MESCHINO	SUCCULENTO
COPIOSO	MISERO	
COSPICUO	RICCO	
GENEROSO	SFARZOSO	
INSUFFICIENTE	SONTUOSO	
LUCULLIANO	SOSTANZIOSO	
LUSSUOSO	SPLENDIDO	

Puzzle #45

SINONIMO DI LAVORO

```
L I P R O F E S S A R E V O P
R S A Q Q M R U A Q F A A H C
E R H W R E R A B B O G S K P
R A F U N Z I O N A R E F L P
A N Y L B C O S T R U I R E E
T G V A F F A T I C A R S I O
T E F H D A G I R E A X Y H C
A G O P E R A R E M O N F S C
R N E A A P P L I C A R S I U
T I F A T I C A R E A D X U P
P S F A C C H I N A R E K U A
O U R X V A A R L O M Y T R R
H Q T R A S F O R M A R E Z S
V T F F A B B R I C A R E E I
B X Q Q B L F Y M K I W T L G
```

AFFATICARSI

AGIRE

APPLICARSI

COSTRUIRE

FABBRICARE

FATICARE

FUNZIONARE

INGEGNARSI

OCCUPARSI

OPERARE

PROFESSARE

SFACCHINARE

SGOBBARE

TRASFORMARE

TRATTARE

TIPI DI PESCE

```
F E N Q L O W T V R L V O Q X
U S B T G N V R D J H I Y O Q
R A N G U I L L A V C B O K D
D X B H A F X V L C N N G X Q
I P Y R P L T T U F A V W S M
V S I A R E O L D D P P G F A
O Q J Z A D L A E A H O D F L
U U Z Z C A L V G F M N O O O
X A H A V L A L E B R R N B G
I L L A E C I P R I C I K A I
O O C T Z A A O A A U B W L P
R W S I C L U S J G S M J E S
W L R C L L F H N E R V N N G
R M I A U L G I Y B X H W A Q
J O F S V C P O S S O R J W L
```

ANGUILLA	ORCA	SGOMBRO
BALENA	PAGLIACCIO	SPIGOLA
CARPA	PALLA	SQUALO
CAVALLUCCIO	PINGUINO	STELLA
CAVEDANO	RAZZA	
DELFINO	ROSSO	

VACANZA

```
H  A  P  G  A  J  O  E  L  Z  G  Y  K  Z  P
O  C  C  S  Y  M  M  B  W  A  A  F  N  H  R
N  O  A  R  S  Y  I  D  S  A  G  B  D  K  A
A  L  C  O  A  R  I  C  N  U  U  O  U  S  N
M  A  E  V  L  B  P  U  I  F  O  A  Q  P  Z
A  Z  T  I  S  N  A  L  F  Z  N  A  U  I  O
G  I  O  A  G  S  Q  E  A  E  I  O  Q  A  Z
U  O  C  G  I  G  T  M  C  S  R  E  Y  G  D
I  N  S  G  M  A  S  S  A  G  G  I  O  G  J
C  E  I  I  G  K  H  P  P  R  J  I  X  I  A
S  I  D  O  N  Q  A  C  J  P  Q  W  X  A  E
A  L  S  U  E  M  O  N  T  A  G  N  A  R  S
D  U  U  G  A  N  I  C  S  I  P  U  A  O  I
X  O  V  P  R  B  I  T  V  F  Q  M  L  J  P
Q  A  T  A  C  S  A  C  L  N  P  E  P  J  W
```

AMICIZIE	DISCOTECA	SAUNA
ASCIUGAMANO	LAGO	SOLE
BARCA	MARE	SPIAGGIA
BUFFET	MASSAGGIO	VIAGGIO
CASCATA	MONTAGNA	
CENA	PISCINA	
COLAZIONE	PRANZO	

VERBI

```
H  V  K  O  X  Z  Q  T  D  P  D  O  R  E  H
G  P  E  I  B  B  G  J  P  H  G  R  F  W  Y
P  D  Y  N  E  R  A  I  C  S  A  L  Y  A  P
X  U  O  D  I  E  R  E  D  N  E  R  P  A  T
C  R  M  R  H  R  G  T  B  Z  P  G  R  W  S
H  L  O  A  M  J  E  A  B  V  U  T  F  O  Q
I  A  Y  K  N  I  B  E  S  A  I  C  F  T  E
U  R  E  L  S  G  R  T  C  R  A  P  H  S  P
D  E  R  O  E  E  I  E  E  M  B  P  S  T  D
E  E  R  U  U  G  H  A  M  D  O  E  U  O  H
R  R  K  W  S  K  G  I  R  R  R  X  H  R  N
E  I  E  S  R  S  N  E  T  E  T  X  C  N  Y
G  R  R  Z  N  A  A  A  R  U  A  T  D  A  D
P  P  U  F  R  F  R  R  Q  E  F  Q  E  R  K
T  A  O  E  U  E  K  H  E  N  U  J  W  E  R
```

APRIRE	LEGGERE	URLARE
BERE	MANGIARE	VENIRE
CAMMINARE	PARTIRE	
CHIUDERE	PORTARE	
DORMIRE	PRENDERE	
ESSERE	RUSSARE	
LASCIARE	TORNARE	

VERDURE

```
Y  K  A  T  A  L  A  S  N  I  L  G  O  D  R
F  U  Y  G  H  R  Z  C  A  B  H  C  J  I  N
C  N  N  P  R  E  Z  Z  E  M  O  L  O  X  B
M  C  E  T  R  I  O  L  O  O  J  P  W  A  R
M  O  I  H  C  C  I  D  A  R  E  R  S  X  O
E  Q  C  O  O  M  W  Z  A  P  D  I  P  R  L
L  Y  K  J  A  N  Q  A  E  H  L  K  O  C  F
A  Y  S  X  A  Y  I  R  T  I  I  L  A  I  H
N  C  O  E  I  C  O  R  C  A  L  Y  N  M  E
Z  H  A  N  D  N  I  O  A  A  T  O  E  Q  C
A  R  Z  V  C  A  E  P  J  M  R  A  S  T  A
N  P  V  I  O  M  N  V  O  E  S  O  P  X  R
E  V  N  D  Y  L  H  O  P  L  U  O  S  O  O
M  O  V  I  T  S  O  E  Z  A  L  K  R  C  T
X  Z  T  J  V  U  P  Z  P  A  N  A  W  H  A
```

ALLORO	INSALATA	RADICCHIO
BASILICO	MELANZANE	ROSMARINO
CAROTA	PATATA	SEDANO
CAVOLO	PEPERONCINO	
CETRIOLO	PEPERONI	
CIPOLLA	PREZZEMOLO	

VESTITI

```
N  X  A  N  N  O  G  I  N  I  M  J  Z  F  B
I  M  Z  I  T  N  A  U  G  R  H  V  M  P  G
K  C  I  N  T  A  E  V  H  Y  Q  C  J  O  V
G  M  A  G  L  I  A  D  R  J  I  N  E  L  C
O  Z  O  C  H  E  C  Y  N  A  J  P  G  A  T
N  R  I  A  F  A  U  A  B  A  R  E  N  P  P
N  T  L  L  U  B  I  A  P  A  T  O  A  A  H
A  A  G  Z  U  B  T  C  C  P  T  U  N  N  S
S  C  O  I  I  T  J  S  I  T  O  T  M  T  S
F  C  F  N  E  A  P  S  I  M  A  T  I  O  Z
I  H  A  I  E  D  G  E  G  L  A  V  T  D  J
J  I  T  S  S  E  R  U  O  C  A  C  X  O  K
Q  C  R  M  J  A  H  N  M  L  A  H  H  K  G
N  P  O  R  M  E  I  X  I  M  H  W  S  P  M
Z  D  P  C  A  P  P  E  L  L  O  E  H  A  A
```

CALZINI	GUANTI	STIVALI
CAMICIA	JEANS	TACCHI
CANOTTIERA	MAGLIA	
CAPPELLO	MINIGONNA	
CAPPOTTO	MUTANDE	
CIABATTE	PANTALONI	
CINTA	PORTAFOGLIO	
GONNA	SCARPE	

Libro di enigmistica

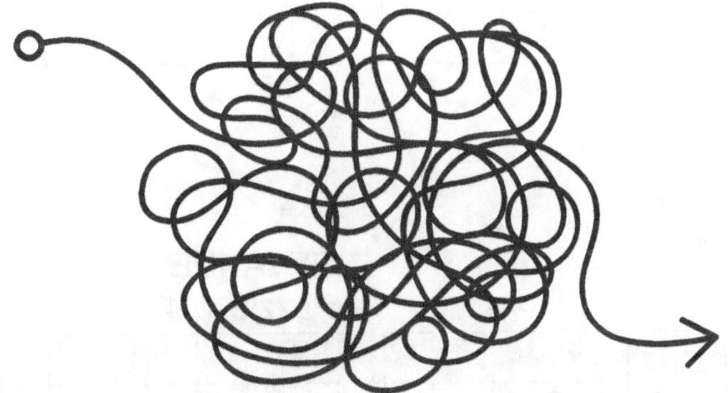

Soluzioni

AL RISTORANTE
Puzzle # 1

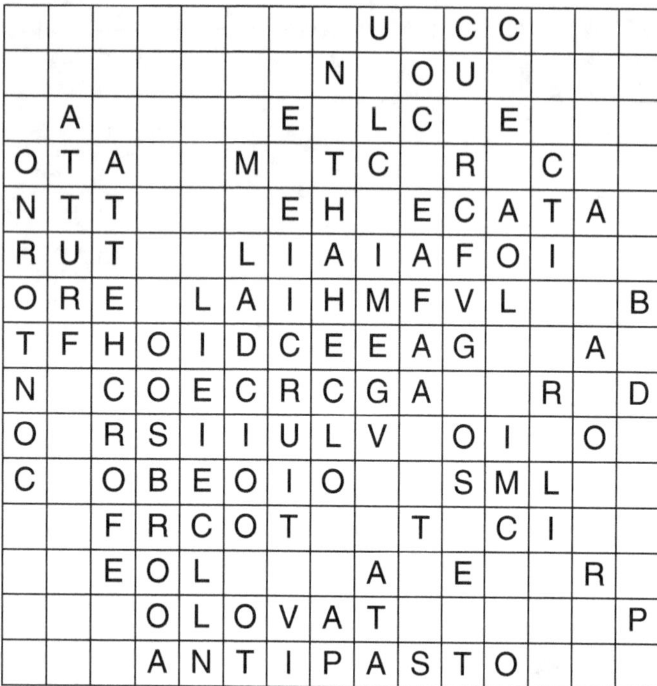

ALIMENTI
Puzzle # 2

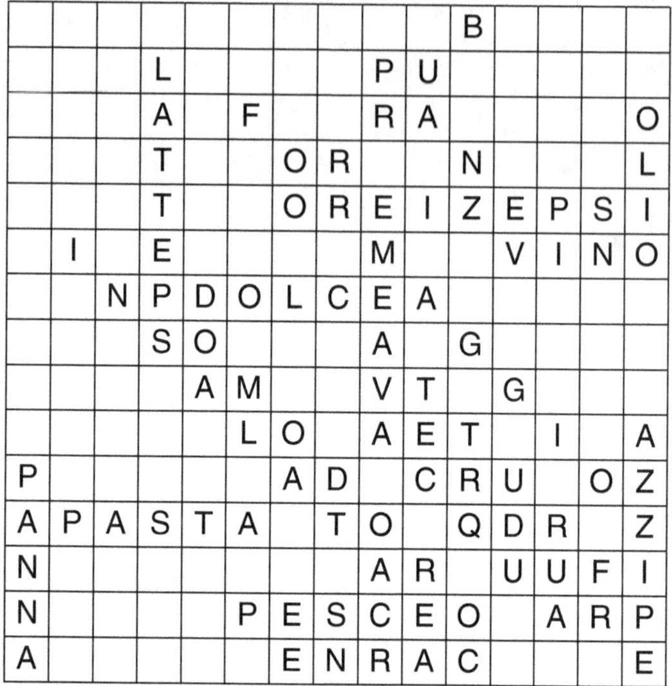

ANIMALI
Puzzle # 3

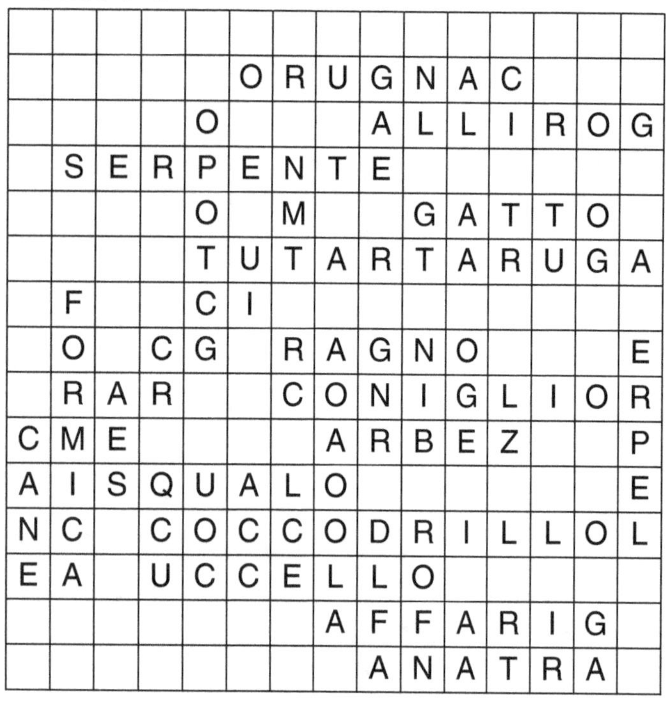

BEVANDE
Puzzle # 4

CASINO TERMINI
Puzzle # 5

			A	C	T	I	O	N	E				R
			E				A		S				E
			T				A				O		Y
			T	J			M		F		O		A
			E	A			S			L		L	L
			L	C	L	E	S	U	O	R	A	C	P
			U	K	S			U	D				S
C			O	P		L		P	E				H
R		P	R	O				O		C	A		
O		O		T				T	C	A	L		
U		K						A		E	R	E	
P		E	B	A	N	K	R	O	L	L	D	D	R
I	W	R	S	U	R	R	E	N	D	E	R	G	
E	I					E							E
R	N				C	H	E	V	A	L			

FILM GENERI
Puzzle # 6

	D					E	O						F
	O				L	C	H	O	R	R	O	R	A
	C					A	I		A				N
	U				F	T	G		N	P		E	T
	M			O	A	N	O		I	O	N		A
	E			C	N	E	L		M	L	O		S
	N			I	T	M	O		A	I		A	C
	T		C	T	A	I	T		Z	Z		V	I
	A		O	A	S	T	I	A	I	I	V		E
	R		M	M	I	N	M		O	E			N
	I		M	M	A	E			N	S			Z
	O		E	A		S		T	E	C			A
			D	R			U			O			
			I	D	N	R	E	T	S	E	W		
			A		A								

FOTOGRAFIA
Puzzle # 7

						F	U	O	C	O				
					A	L	L	E	D	O	M			
					B	A	T	T	E	R	I	A		S
S					S	V	I	L	U	P	P	O		C
F												A		
O	N		P	I	X	E	L		A	E	T	R		C
C		E				I	C	T	U			A		O
A			G			D	U	O	L	O	V	P		B
T					A		O	L		L	T	A		I
O					T	A		I	O	L			S	E
				S	R	I	N	F	L			T	A	T
			U	A			O	V	E			A		T
		C	P			T	O			M				I
						T			P					V
				O			A	D	E	H	C	S		O

FRUTTA
Puzzle # 8

				P	E	S	C	A		B					
			C	O	C	C	O		A		C	A	C	H	I
			R				N				F	I	C	H	I
			A				A								U
M			M			N	D	U	R	I	A	N			V
A			B		A		A	R	A	N	C	I	A		A
N			U			M		C	I	L	I	E	G	I	A
G	F	T	A			E			C				L	P	
O	R	A	N			A		L	O				A	A	P
	A	N	A				V	C	O				M	P	E
	G		N				O	O		N			P	A	R
	O		A		M			C			E		O	Y	A
	L		S	E					A				N	A	
	A		R								D	M	E	L	A
		O		M	I	R	T	I	L	L	O				

GENERI MUSICALI
Puzzle # 9

```
. . E A G G E R . . .
R . . . . . . . Y .
O . S O U L . . R P .
C . . J A Z Z T . O .
K L O F . . N . D P
. . . . U . C A .
. . . . O . L R .
. . . C . A K . L
. . . . S L . . A
S E U L B S I . T .
. . . I R . . E .
. . C I H . M . . R A P
. A C . . A D A N C E
. A . . . R . E S U O H
. . . . . D
```

GIORNI E MESI
Puzzle # 10

```
. G I O V E D I C E M B R E
. . . . . . M A G G I O .
. G . . L U G L I O .
M . E . D . . . L U N E D I
A E E N . O . . I
R R V N . M . . D F
T S B B E A S E T T E M B R E
E A O . M N I . N B L
D B T . . E E O B I O . A
I A T O . . V R . . C . P
T O Z . . A O D . R A R
O . R I . . N I E . I
. A O . . . . M . L
. M . . . . . . E
```

MARCHE DI AUTO
Puzzle # 11

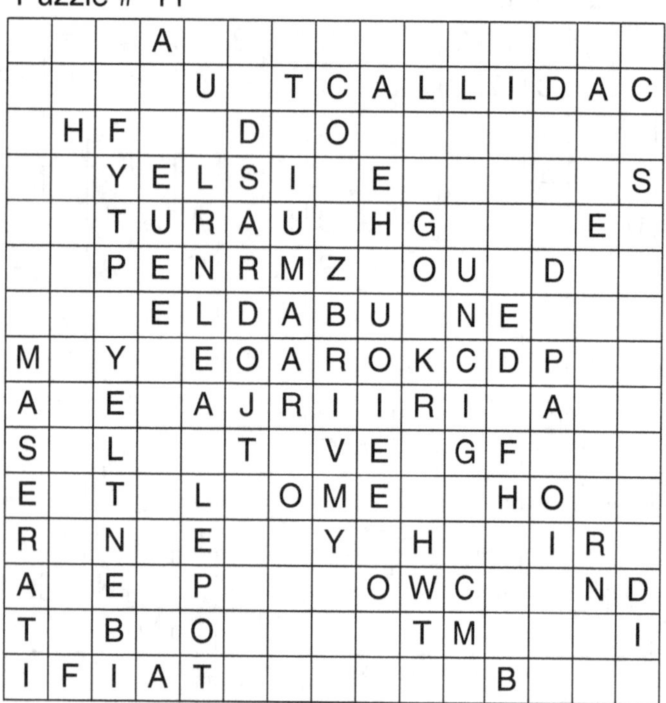

```
. . A . . . . . . . .
. . U . T C A L L I D A C
H F . . D . O . . . .
. Y E L S I . E . . S
. T U R A U . H G . E
. P E N R M Z . O U . D
. E L D A B U . N E .
M Y . E O A R O K C D P
A E . A J R I I R I . A
S L . T . V E . G F .
E T . L . O M E . H O
R N . E . Y . H . I R
A E . P . . O W C . N D
T B . O . . T M . . I
I F I A T . . . B
```

MEDIOEVO
Puzzle # 12

```
. . . A C . . C C . D
. . . R A . . A O . A
. . I S R . T R . M
. . E T E . A A O A
. T E G C P Z S D O
E L I O U Z S . L A
L N R L A A . L E . P
O A T C T L . A R . S O
E A O A . V E . . C O
E . R S . A I . . I D
T R . C L . . S U
N E . . A . . U C
A . V . . R S
F . A . E
. C . C
```

MESTIERI
Puzzle # 13

MINERALI
Puzzle # 14

MITOLOGIA
Puzzle # 15

NOMI DI CITTA
Puzzle # 16

NUMERI

Puzzle # 17

				N	O	V	E						
		S			U		Q	U	A	T	T	R	O
			E	N								D	
		V	O	D	S	E	T	T	E		I		S
		E			I				C			E	
		N	O			C		U	I			I	
		T	T			O		I	A	N			E
		I	T			T		N	A		D		U
D	D		O			T	N			S		I	Q
O	U					O			D		S		N
D	E				V	I			I			E	I
I				E		C				E		T	C
C			I	C	I	D	E	R	T	C		T	
I					D			E		I			E

PAESI

Puzzle # 18

		R										S	O	A	L
		U	A	M	E	R	I	C	A					A	
		S		B	A	A			C			S	R		
		S		O	R	U		A	E		P	G			
		I	F	L	R	S			M	N	T	A	E		
	A	A	R	I	E	T	U		B	O	H	G	N		
	I		A	V	T	R	R		O	P	A	N	T		
	N	N	I	L	A	E	I	G	P	I	A	I	A	
	A		C	A	I	L	P	T	I	A	L		N	D
	M		I		H	I		A	A	I	A		A	A
	R	A	A	G	A		L		G	N				N
	E	N		N			I			D			A
	G	I			I			A			I		C
	C									A			
	M	E	S	S	I	C	O						

PAROLE COMUNI

Puzzle # 19

												C		C
	O	I	C	C	A	R	B					H	O		O
		O				F	R	O	N	T	E	I	N		N
		I		P				P	L		E	I		T
		D			O			E	A	S	S	B		O
	N	U	M	E	R	O	P	G		O	C	A	M	
		T	F				G	O	C			E	A	
R		S	O	P		E		I	L			M	B	
R			R	R			E			O	I		
S			M	O		T					N		
T			A	B	A				I				M
O				L	P	E	N	S	I	E	R	O	O
				E			T					R	
				M		R				T		
				A	O				E			

PAROLE COMUNI

Puzzle # 20

				O	B	A	P	A	R	T				
			O	C	C	A	T							C
					S	V	I	T	A	R	E	A		A
	A		L	U	P	A	N	A	R	E				L
	R												C	C
	U			E	I	M	B	U	C	A	R	E		A	I
	T		J	E		R			B	E				P	A
	N	O			L		N		E	L			E	R
	U	K			A	G	I	U	L	L	A	R	E	L	E
	P	E				C		A		A	L	R		L
	R						A	P			T	E	U	I
								I	U			T	Z	V
	A	F	F	U	R	A	B	N	L				O	Z
	A	N	O	T	A	T	A	P	A	C			L	A
										M	E		

PAROLE COMUNI
Puzzle # 21

	P				S									C
		R		S		E							A	
			O		I		N			A		M		
			V		G			S	T		P			
		F			A		N	S	O	A	I			
F	G	S	E				E	O	G	O	E			P
A	A	O	O	S		T		N	R	P	D		E	R
M	R	O	V	L	T		A			A	E	R	A	
I	E		T	E	E	A	I	V		C	S	G		
G	P			T	R					O	I			M
L	O					O	N			N	O		O	E
I	L	U	C	E		D	O	A	N	M		C	S	
A						O	E		A			O	E	
							R		R			I		
							P	E				G		

PAROLE COMUNI
Puzzle # 22

		E	R	E	D	E	S							R
		S		E									I	
E		I		R								C		
R		S		A						O				
I		T	M	R	E	E	R	E	D	N	E	T	N	I
R		E	A	O		R			O				A	
A		R	N	V			A	S		P	M	L		
P		E	C	A		C	U	A	A	Z				
P		A	L		E	F	R	N	A					
A		R		R	E	T	G	R	I					
		E	E	R	I	I	E				T			
		M	R	A							N			
		A	E	R	S	E	R	V	I	R	E	O		
	R		E	E	R	E	G	N	U	I	G			C
	E							E	R	A	M	A		

PAROLE COMUNI
Puzzle # 23

O	C	I	R	B	M	O	L	C	I	C	C	I	A
										N		L	
	D		S	U	S	S	I	D	I	O	L		O
	A	R	T	N	E			N	U	O	C		
	L		E		U			O	S	T	C		A
	L				L		N	S	O	U	H	O	A
I	O				O	T	T	D	I		T	N	
R		I			A	V	R	O			T	I	
A			G	N	L	E	E		R	O	I	N	S
G	A		T	G	P	I	S	P	N	E	R	T	E
A	I	E			E		N	I	A		I	R	L
M	B					L	A	D	C	S	D	O	L
	B				N			O	U	N			A
	E			O	M	I	S	T	E	R	O		
	N			O	S	I	C	E	D	N	I	O	C

PAROLE COMUNI
Puzzle # 24

					B	E	N	E	F	I	C	I	O		
		C									G	I	A	D	A
		U		O					F						A
		C	F		B	I		R							I
		C		O	D	R	A								R
		I	I	E	R	P	U				D				A
L		A	I	C	P	S	V	T	O			D			M
U	O	H		E	I	I	E	P	I	O					I
I	C	R			N	D	P	N	V	R	A	R			
G			A	C		I	N	E	N	T	T	P			
I			U	C	O		R	I	T	A		S			
				O	E		A	U				T	O	O	
			L	R						Q	T	O		N	
			T	O						N					
	N	O	S	T	R	A				U	S	E	N	Z	A

PAROLE COMUNI
Puzzle # 25

								O					O	L
	S	C	E	G	L	I		L				F	N	O
	E	R	T	S	E	M		L	O			I	U	R
				L	O			O	L	S		N	S	D
	I			A	T			R	O	I		O	S	O
		N		D	S			T	C	N		C	‰	
		V		R	O			N	C	I		C	Ã	
		S	E	E	O	P		O	E	S	F	H	N	
		P	R		N	O	O	C		T	E	I		
		E	A	P	I	T	A	A		R	S	O	F	H
		R	S	U		T	A	H	S	O	S		E	O
		O	R	R		O		R	A	I	U		S	H
		N	E	E		S		E	H	R			S	O
		I	V	A							A		O	H
			O	I	G	G	O	F	S			H		O

SINONIMO DI FOLLA
Puzzle # 26

					T	F								
					H	I	A	S	S	A	M		F	Q
				R	U	C	A	T	E	R	V	A	L	U
			O	M			A	T	T	O	R	F	U	A
		N	A		M	G							S	N
	G	N		A	R								S	T
	A			R	U	S	T	U	O	L	O		O	I
	E	P				C	O	N	G	E	R	I	E	T
	A	P												A
	O	E	M	A	I	C	S	C	H	I	E	R	A	
	M	O	L	T	I	T	U	D	I	N	E			
				A	Z	N	E	U	L	F	F	A		
			A	F	F	O	L	L	A	M	E	N	T	O
			R	E	S	S	A	C	A	L	C	A		
				O	L	O	G	U	N					

SINONIMO DI FONDO
Puzzle # 27

										F	O	L	T	O	
					E	S	T	R	E	M	I	T	A		
					F	I	N	E	I	C			O		
	A	P	R	O	F	O	N	D	O	P	S	T			
	L					B	C			N	R	P	T		
	V					A			O	C	O	E	E	E	
	E			V		S			T	L	F	S	L	L	
	O			A		A			T	U	O	S		A	
		T				M			I	S	N	O		N	
	O					E	F		I	I	D			I	B
	S					N				O	I			F	A
	N					T				N	T				S
	E					O				E	A				E
	D					I	N	C	A	S	S	A	T	O	
		I	N	T	R	I	C	A	T	O					

SINONIMO DI FORESTA
Puzzle # 28

	G	I	U	N	G	L	A								
										F	O	R	S	T	
				O	S	S	A	M	M	A					
			F									D	L	A	W
		G		O											
	F	R	F	O	R	E	S	T	A	Z	I	O	N	E	E
	O	O					E					L			E
	R	V	C				S			A				L	
	E	I			I				T	B	M	M	A		
	S	G	W		T				I	O	A	T			T
	T	L		O			S	R			C	S			Š
	I	I			O	I	A	C	E	S					Ã
	E	O			N	D	H	R			A				R
	R			T		I	O			O					O
	O			O	A	F				F					F

SINONIMO DI FORMA
Puzzle # 29

	C				C	E				A				
	O				O	N				T				
	M	E			N	O	C			T	A	O		F
A	P	D			F	I	O			E	I	B		I
R	O	U			I	Z	S	C	P	G	G	R	F	S
U	R	C	L		G	A	T	O	R	G	O	A	O	I
T	T	A	I		U	M	I	N	O	I	L	G	R	O
A	A	Z	N		R	R	T	T	F	A	O		M	N
R	M	I	E		A	O	U	E	I	M	P		A	O
O	E	O	A	S	Z	F	Z	G	L	E	I		T	M
P	N	N	M	A	I	N	I	N	O	N	T		O	I
R	T	E	E	G	O	O	O	O			T			A
O	O		N	O	N	C	N			O				
C			T	M	E		E							
			I	A			E	Z	Z	E	T	T	A	F

SINONIMO DI FORMULA
Puzzle # 30

		C									E			E
E			O		A	O				C				N
S				M		T		I						O
A			R		P	T	D					S	P	I
R		O			F	O	R	M	U	L	A	C	R	Z
F	N				C	M	S					H	A	U
	I	N	D	I	C	A	Z	I	O	N	E	E	S	R
		A	L	O	G	E	R	Z	T			M	S	T
										I	T	A	I	S
										O	E			I
	M	A	S	S	I	M	A					N	D	
			R	I	C	E	T	T	A				E	
	A	I	R	O	G	E	T	A	C					
	S	I	G	L	A	F	O	R	M	U	L	I	N	A

SINONIMO DI FRANCO
Puzzle # 31

				O											
				T		A	U	D	A	C	E				
O				L	S	P	O	N	T	A	N	E	O	R	R
O	T			O	D			A	P	E	R	T	O		I
I				V	O	I									S
D				E	N			R	S			E	O	S	O
R				S	I	S		E	P		S	S		C	L
A				G	O	S			P		B	E	O	H	U
				E	N	I				I	C	I	N	I	T
O				N	E	D				N	G	L	S	E	O
T				U	R			A	G			L	A	T	
S				I	A			R	A			I		T	
E				N	T	F	R				A			O	O
N			O	O	O								T		
O				C										O	

SINONIMO DI FREDDO
Puzzle # 32

	O	I		P	A	S	S	I	O	N	A	L	E		E
	E	L	N		O				L		T		E		A
		L	E	T		T	U			S			L		P
I	I			I	G	E	C	A	A			A		P	
N		M			B	I	R	I	C	M		A			C
E	I			P	D	A	S	E	R	O	S		A		A
S		M	O	E	U	B	O	S	S	U	L			R	
P				P	T	R	F	R	I	S	O	F	U		E
R				N	E		S	O	U	R	A	C	N	R	
E			E	E		T	N	O	O	T	S	T	O	I	
S					R	A	U	S	N	E	R	L	O		
S					T	O	O	O	R	A	O	E			
I				O			G	F	S	C	L		P		
V							I	N	O		E		M		
O							I	R							I

SINONIMO DI FREDDO
Puzzle # 33

								O		I					
	E	R	A	L	O	P	T			N	I	E			G
							A	I	A	D	N	L			E
I							S	M	P	I	E	A			L
N			E				S	P	A	F	R	I			I
V			M			E	E	A	T	F	T	C			D
E		R	I			L	R	S	I	E	E	A			O
R		I	N			A	E	S	C	R		L			
N		G	A			N	T	I	O	E		G			
A		I	S			O	N	B		N					
L		D	E			I	I	I		T					
E		O				Z	S	L		E					
						A	I	E							
						R	D			G	E	L	A	T	O
						D	I	S	T	A	C	C	A	T	O

SINONIMO DI FRUTTO
Puzzle # 34

			O	T	T	I	F	O	R	P					
								O	V	I	T	O	M		
O	C				A	S	U	A	C						
T	O	O				I	N	T	E	R	E	S	S	E	
T		T	N											O	O
E	R		L	S										T	T
F		E	F	O	E	R	E	D	D	I	T	O	T	A	
F				N	I	C	G	O	P					O	T
E				D	G	C	U	V	A					D	L
				I	L	A	E	I	S					O	U
				T	I	R	N	T	S					R	S
				A	O		Z	T	I	P				P	I
	O	T	N	E	V	O	R	P		A	A	V	R		
							E	S	I	T	O				O
						R	I	C	A	V	A	T	O		

SINONIMO DI FULMINE
Puzzle # 35

				P	A	R	A	F	U	L	M	I	N	E	E
	R							F	O	L	G	O	R	E	E
		E				O		E	R	O	R	U	F		F
	F		L	Z								T			E
		U	Z	Ã				A			H			N	
		A	L		•			M	I		U		O		
	R			M				M	C	E	N		I		I
					I	C	P	D	S	Z			R		
		Z			E	N	E	A	A	K			A	C	
L	A		T	R		R	E	N	G			I	O		
A		T	F	I	B			I	I		O	L	L		
M			T	O	L	M					T	L			B
P			L	E	L	B					E	A			
O			T		U	A				R					
			F						S	A					

SINONIMO DI GENTE
Puzzle # 36

								S	T	A	T	O		P	E
									M				A	U	N
						A		P	O	F			I	B	O
				A		L		O	L	A			N	B	I
				F	E	L	P	P	T	M			T	L	Z
N	C			F	N	O	A	O	I	I			E	I	A
A	I			L	O	F	R	L	T	G				C	L
Z	T			U	S	A	E	O	U	L				O	O
I	T		E	R	D	N			D	I	E				P
O	A	G	N	E	U	T			I	A	P				O
N	D	R	Z	P	N	I		R	N		R				P
E	I	U	A		A		A		E		I				
	N	P			N	Z					T				
	I	P			Z						S				
		O		A	A										

SINONIMO DI GIRO

Puzzle # 37

	V			A	E								
	I			Z	N	O	S	R	O	C	R	E	P
	A	A	R	N	O	O						A	
	G	T	O	E	I	I		C		A		T	
O	G	T	T	R	Z	R		A	E	T	A	L	
I	I	E	A	E	U	A		M	N	A	T	O	
G	O	O	Z	F	L	R		M	O	I	A	V	
G		R	I	N	O	E	A	I	I	G	N	A	
E		I	O	O	V	N	T	N	S	G	G	R	
T		P	N	C	N	I	U	A	R	E	A	I	
L			E		R	O	T	L	T	U	S	P	G
O	A	T	I	G	I	C	I	O	A	C	S	M	
V					C	R		V		S	A	A	
		R	U	O	T	I					E	P	C
						C						S	

SINONIMO DI GIRO

Puzzle # 38

				E	R	O	T	T	E	S	I	T	E	R
O		T	R	A	F	I	L	A			O	C	R	A
N						C	E	R	C	H	I	A		
R			P	A	R	T	I	T	A					A	G
U	I	N	T	E	R	V	A	L	L	O			M	R
T		O		O	P	M	A	C			B	U	C	
			T							I	P	O		
			P	I		S			T	P	N		A	M
			E		U		P	O	O	O		M	A	
			R			C		A	S		B	N		
			I				R	C	Z	I	O			
			O	R			E	I	E	I				
			D		A	N		N	C		O			
			O		Z	M	T	B	R	A	N	C	A	
			E			E	O							

SINONIMO DI GIRO

Puzzle # 39

R	I	V	O	L	G	I	M	E	N	T	O			
T	O	U	R	N	E	E					G			
							V		M		I	O		
							O		O	C	R	R		
							L	V			I	E	O	I
							U	I		R	O	N	C	G
		C					M		C	T		O	O	O
		O				E	E	O	T	O		I	L	T
		R		N			L	E	L	M		S	L	U
		S	T			A	R	O	A			R	O	A
		O		Z		I	C	N				E		
				I		G	R	D				V		
		O				I	A					N		
	N			C	T							O		
E		A										C		

SINONIMO DI GIUSTO

Puzzle # 40

	P			O		O						O			
	R		O		P		I	U				T			O
	O		T	P	O	R		Q		S			S		
O	B		T	O	T	A		V	E	R	O	O			
G	O		E	R	A	N		N	L		I	P	S		
G		P	R	T	U	I	O		E	L		E	I		
E		R		U	G	D			G			R	N	E	
T		E		N	E	R		I	I			F	C	Q	
T		C		O	D	O	V		T			E	E	U	
I		I			A	A			T			T	R	A	
V		S			R	R			I			T	O	N	
O		O	E		T		M			O		O		I	M
	M				S		O							M	
	E	T	N	E	I	N	E	V	N	O	C	E			
	I	M	P	A	R	Z	I	A	L	E					

SINONIMO DI IBRIDO
Puzzle # 41

	E			A	M	B	I	G	U	O				C
		T		M		I			M				O	
			O		E		N	U			P	M		
V		M		G		S	L	C		U	M		O	D
A	E			E		I	A	C	R	I		I	T	I
R	T			Z	T	Z		O	S	O	N		A	S
I	E			T	Z		O	T	L	N	C		I	A
E	R	O	O			O	I	R	E	A		I	C	R
T	O		I			O	S	S	E		T		O	M
A	G		N	R	N		T	A		T		O	R	O
M	E		N	E	U	A			N		E		C	N
I	N		E		T	P				G			N	I
S	E		S	O			S			U			I	C
T	O		T								E			O
O			O				O	E	N	E	G	O	M	O

SINONIMO DI INSIEME
Puzzle # 42

	F	A	S	C	I	O						E		C
	A	U									C	T	O	
	A	M	N							O	N	N		
		G	M	I					L	O	G	E		
			G	O	T			L	C	I		M	E	
				L	S	A	E		U		C	A	N	
					O	Z	M	N		O		E	I	
					C	I	M	T	E	M		M	N	D
				G	O	O	A	E	P	N	U		A	U
				N	R	M	M	L	R	C	T		T	T
			E		E	U	E	P	C	A		E	L	I
			N		S	P	H	L		T		U	T	
		T		S		I	P		E		O	M	L	
	E		O		O			O		T		I	O	
		G	L	O	B	A	L	I	T	A	O	S	M	

SINONIMO DI INSIEME
Puzzle # 43

			E		E	S		S	E	N	Z	A	
			T		T	E	C				P		
E	E		N		N	P	L		C	A			
I	M	E		E		E	A	A		O	R		T
R	E	N	O	M	E	M	R	S		M	T		E
E	I	O	L	A	I	E	A	S		P	E		M
S	S	I	U	T	R	D	T	E	R	A		P	A
	N	Z	M	N	E	R	A		E	G	E	O	M
	I	R	U	I	G	O	M		H	N	N		M
F	O	O	C	T	N	C	E		T	I	O		A
I	T	P		S	O	N	N		E	A	I		S
A	T			I	C	O	T		G		Z		S
N	O			D		C	E		O		A		O
C	S				T						R		
O											F		

SINONIMO DI LAUTO
Puzzle # 44

		I	A											
			N	B	S	C	O	S	P	I	C	U	O	
			S	B	O	O								
		S		U	O	N	S							
L	S		U	C		F	N	T	O	R	E	S	I	M
U		O	L	C	O	O	F	D	U	Z				
S	G		S	U	C	P	D	I	A	O	R			
S	M	E	R	T	C	U	I	I	C	N	S	A		
U	E		N	I	A	U	L	O	D	I	T	O	F	
O	S			E	C	N	L	E	S	N	E	E		S
S	C			R	C	Z	L	N	O	E	N			
O	H			O	O	I	I	T			L	T		
	I				S		O	A	O				P	E
	N					O		S	N					S
	O							O	O					

SINONIMO DI LAVORO
Puzzle # 45

	I	P	R	O	F	E	S	S	A	R	E	
S												
E	R			E	R	A	B	B	O	G	S	
R	A	F	U	N	Z	I	O	N	A	R	E	
A	N			C	O	S	T	R	U	I	R	E
T	G		A	F	F	A	T	I	C	A	R	S	I	O
T	E			A	G	I	R	E				C
A	G	O	P	E	R	A	R	E				C
R	N			A	P	P	L	I	C	A	R	S	I	U
T	I	F	A	T	I	C	A	R	E			P
	S	F	A	C	C	H	I	N	A	R	E		A
												R
		T	R	A	S	F	O	R	M	A	R	E	S
		F	A	B	B	R	I	C	A	R	E		I

TIPI DI PESCE
Puzzle # 46

				O						O	
			N				I				
A	N	G	U	I	L	L	A		C		O
		A	F			C	N				
	R	P	L		U	A			S		
S	A	R	E	L	D	P		G		A
Q	Z	A	D	L	A	E	A	O		L
U	Z	C	A	L	V	G	M	O	O	O
A	A	V	L	A	L	B	R	N	B	G
L	A	E	C	I	P	R	C	I	A	I
O	C	T	A	A	O	A	U	L	P
	S	C	L		G	E	S
	C	L		N	N
	I	A		I	A
O			P	O	S	S	O	R

VACANZA
Puzzle # 47

	A			A			L				P
O	C	C		M		A				R
N	O	A	R		I		A	G	B		A
A	L	C	A		C	N	U	O	S	N
M	A	E	V	B	U	I	F	A	P	Z
A	Z	T	I	A	F	Z	N	I	O
G	I	O	A	S	E	E	I	A
U	O	C	G	T	C	E	G
I	N	S	G	M	A	S	S	A	G	G	I	O	G
C	E	I	I	I
S	D	O	A	E
A	M	O	N	T	A	G	N	A	R	S
	A	N	I	C	S	I	P	A	O
			M	L
A	T	A	C	S	A	C	E

VERBI
Puzzle # 48

	V										
	E
D	N	E	R	A	I	C	S	A	L	P
U	O	I	E	R	E	D	N	E	R	P	A
C	R	M	R	R	R
H	L	A	M	E	B	T
I	A	N	I	E	I	C	E
U	R	L	G	R	R	A	S
D	E	R	E	E	I	E	E	M	P	S	T
E	E	U	G	A	M	O	E	O
R	R	S	G	I	R	R	R	R
E	I	S	N	E	T	E	N
	R	A	A	A	R	A
P	R	R	R	E	R
A	E	E	E	E

VERDURE

Puzzle # 49

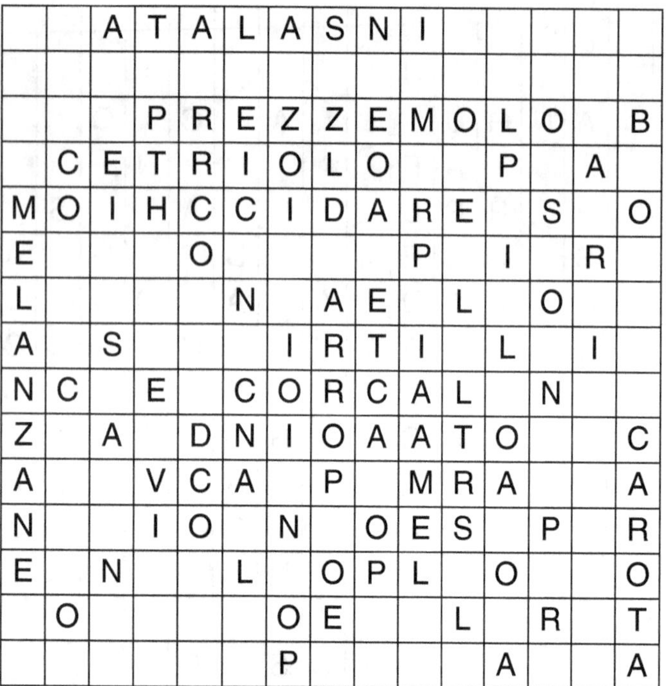

		A	T	A	L	A	S	N	I					
			P	R	E	Z	Z	E	M	O	L	O		B
	C	E	T	R	I	O	L	O			P		A	
M	O	I	H	C	C	I	D	A	R	E		S		O
E					O				P		I		R	
L					N		A	E		L		O		
A		S				I	R	T	I		L		I	
N	C		E		C	O	R	C	A	L		N		
Z		A		D	N	I	O	A	A	T	O			C
A			V	C	A		P		M	R	A			A
N			I	O		N		O	E	S		P		R
E		N			L		O	P	L		O			O
	O					O	E			L		R		T
						P					A			A

VESTITI

Puzzle # 50

		A	N	N	O	G	I	N	I	M					
			I	T	N	A	U	G							
	C	I	N	T	A	E						C			
G	M	A	G	L	I	A	D				I		E		C
O		O	C			C		N	A	J	P		A		
N		I	A			A		A	B	A	R	E	N		P
N	T	L	L			I	A	P	A	T	O	A	A		
A	A	G	Z			T	C	C	P	T	U	N	N		S
	C	O	I		T		S	I	T	O	T	M	T		S
	C	F	N	E				I	M	A	T		I		
	H	A	I				E		L	A	V	T			
	I	T				R		O		A	C		O		
		R			A		N		L						
		O			I			I							
	P	C	A	P	P	E	L	L	O						

Conclusione

E così, giungiamo alla fine di questo viaggio attraverso le parole intrecciate. Speriamo che tu abbia trovato questo libro un'esperienza stimolante e appagante, un modo per sfidare la tua mente e arricchire il tuo vocabolario.

I cruciverba possono essere molto più di semplici puzzle; possono diventare un'occasione per scoprire nuove parole, imparare nuove curiosità e addentrarsi nell'arte del pensiero laterale. Ci auguriamo che tu abbia goduto di questa avventura linguistica tanto quanto noi nel creare queste sfide per te.

Desideriamo ringraziare tutti coloro che hanno contribuito a rendere questo libro possibile. Grazie ai creatori di cruciverba, agli editori, ai revisori e a tutte le persone che lavorano dietro le quinte per portare alla luce queste sfide di parole.

Un ringraziamento speciale va anche a te, il lettore e giocatore. Senza di te, questo libro non avrebbe senso. Speriamo che tu continuerai a esplorare il mondo delle parole e a cercare nuove sfide linguistiche ovunque tu vada.

Se hai goduto di questo libro e vuoi saperne di più sul mondo delle parole intrecciate o su altri puzzle e giochi di parole, non esitare a cercare ulteriori risorse e a condividere questa passione con gli altri. Il mondo delle parole è vasto e affascinante, e ci sono sempre nuove parole da scoprire e nuove sfide da affrontare.

Birbaccione

Libro di enigmistica

Ringraziamenti

Grazie ancora per averci scelto come tua compagnia nelle avventure delle parole intrecciate. Che le tue future sfide linguistiche siano sempre appaganti e divertenti. Arrivederci e buona fortuna!

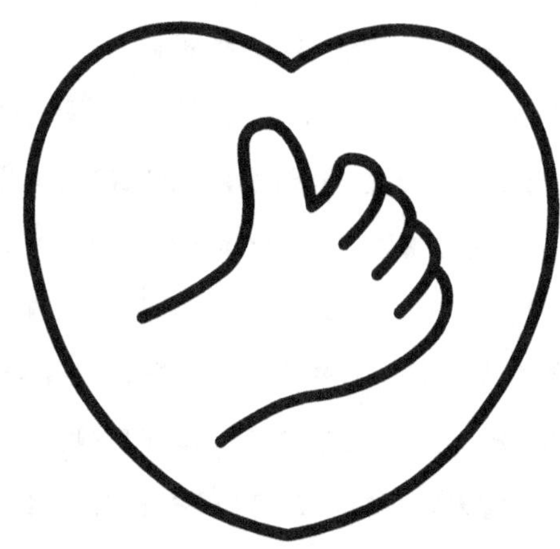

Ti è piaciuto questo libro?
colora le Stelle in base al tuo gradimento
da 1 a 5:

Birbaccione

Libro di enigmistica

Notte:

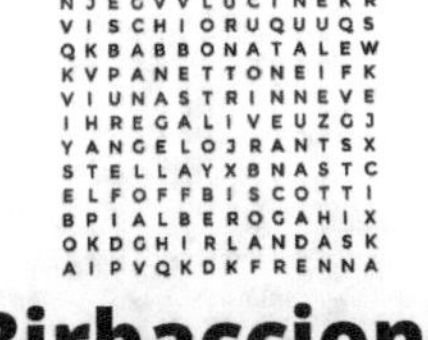

Birbaccione

Notte:

```
M A N L J H U T F N L B T I
O S L I T T A K V W G I Q I
N J E G V V L U C I N E K R
V I S C H I O R U Q U U Q S
Q K B A B B O N A T A L E W
K V P A N E T T O N E I F K
V I U N A S T R I N N E V E
I H R E G A L I V E U Z G J
Y A N G E L O J R A N T S X
S T E L L A Y X B N A S T C
E L F O F F B I S C O T T I
B P I A L B E R O G A H I X
O K D G H I R L A N D A S K
A I P V Q K D K F R E N N A
```

Birbaccione

Libro di enigmistica

Scoprili tutti...

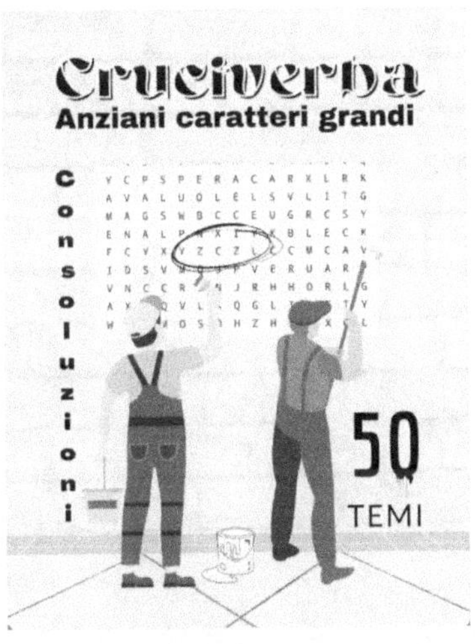

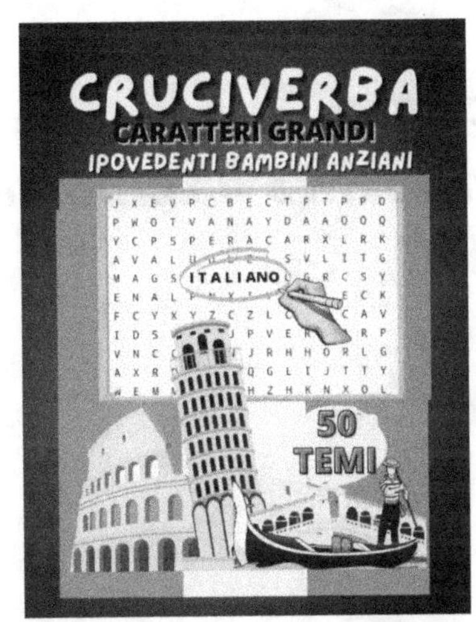

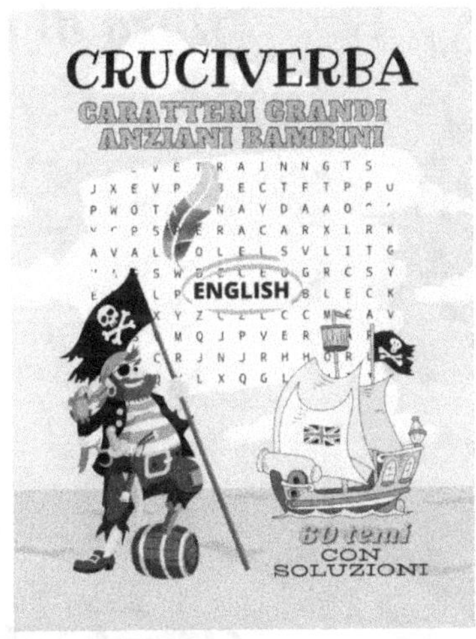

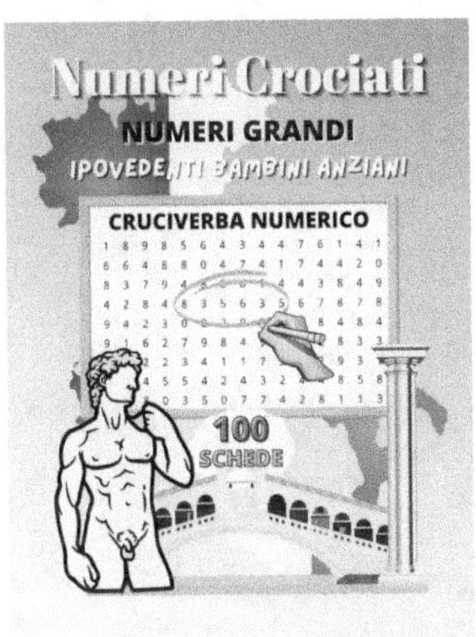

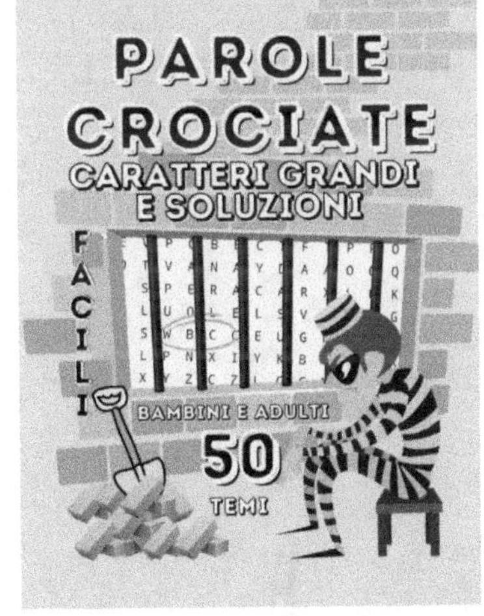

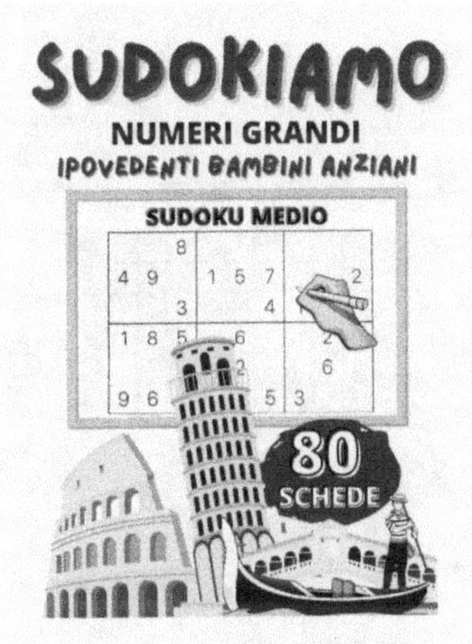

Birbaccione

Libro di enigmistica

Parole intrecciate
libro di divertimento a tema parole

Copyright@ 2023 by Birbaccione

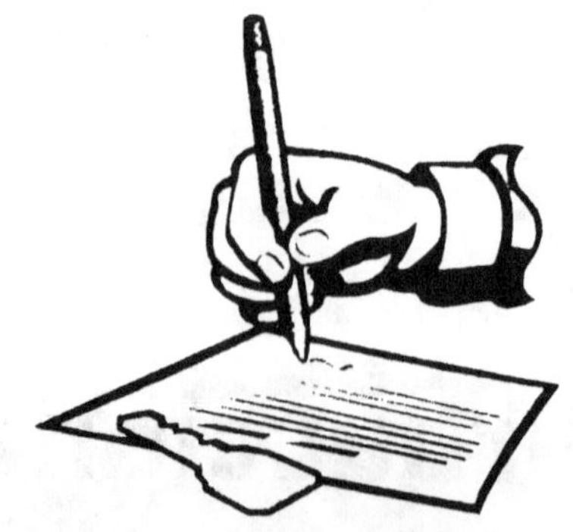